PROF. DR. MED. HUBERT TRÜBEL

LONGEVITY
DIE ANTI-BULLSHIT-FORMEL

EDITION INTEGRATIVES WISSEN

Die Autoren und Autorinnen der **Edition Integratives Wissen im Kneipp Verlag Wien** verbindet die Begeisterung für die Wissenschaft und eine ganzheitliche Sicht auf die Welt. Unser publizistisches Anliegen ist es, Wege zu einem guten und gesunden Leben zu öffnen.

Ulrich Ehrlenspiel und Elisabeth Stein-Hölzl

PROF. DR. MED. HUBERT TRÜBEL

LONGEVITY

DIE ANTI BULLSHIT FORMEL

KNEIPP
VERLAG WIEN

Die wichtigste Botschaft dieses Buches?
Altern ist gestaltbar.

Inhalt

Dank neuerer zellulärer, molekularer und (epi-)genetischer Erkenntnisse sprechen wir heute von Healthy-Longevity-Medizin. In seinem großartigen Buch flankiert Dr. Hubert Trübel diesen neuen Ansatz der Präventionsmedizin mit dem Anspruch, die „Spreu vom Weizen zu trennen“. Dies ist umso wichtiger, als der Longevity-Ansatz auch im kommerziellen Bereich propagiert wird – nicht immer mit den notwendigen Evidenzen.

Prof. Dr. med. Uwe Nixdorff, FESC
Internist, Kardiologe, Sportmediziner

Zum Geleit

Wer träumt nicht (zumindest gelegentlich) von einem sehr langen Leben. Gesund und erfüllt soll es auch sein, einfach lebenswert. Mittlerweile hat die Wissenschaft herausgefunden, dass unser Anteil daran – der Lebensstil – größer ist, als lange angenommen wurde. Nicht die Genetik, also das Vermächtnis unserer Vorfahren, ist der dominierende Faktor, sondern das, was wir aus dieser Mitgift machen.

Hier setzt Dr. Hubert Trübel an und gibt uns einen sorgfältig recherchierten, seriösen Überblick über den aktuellen Wissensstand. Natürlich verbunden mit Empfehlungen, was zu tun und zu lassen ist.

Das Großartige an diesen Vorschlägen ist die Tatsache, das sie multivalent sind. Sie können nicht nur dabei helfen, unser Leben besser und länger zu machen, sie wirken auch in hervorragender Art und Weise gegen die großen gesellschaftlichen Probleme unserer Zeit: den Pflegenotstand, die überfüllten Arztpraxen und die häufigsten Zivilisationskrankheiten wie Übergewicht und Fettleibigkeit, Diabetes mellitus Typ 2, Herz-Kreislauf-Erkrankungen und viele andere mehr.

Viel Freude bei dieser so wichtigen Lektüre!

Prof. Dr. Thomas Wessinghage

Vorwort

LIEBE LESERIN, LIEBER LESER,

ich freue mich, dass Sie sich für das Thema „Longevity – die Anti-Bullshit-Formel" interessieren.

Was meine ich mit Anti-Bullshit-Formel? Der Begriff steht für einen pragmatischen, wissenschaftlich fundierten Ansatz zur Langlebigkeit – im Kontrast zu überzogenen Heilsversprechen, halbseidenen Produkten und trendigen Buzzwords, die die Longevity-Industrie derzeit prägen. Mir geht es darum, Mythos von Evidenz zu trennen und Ihnen konkrete Handlungsoptionen zu zeigen, die tatsächlich Wirkung entfalten.

„Bullshit" mag im Deutschen zunächst derb klingen, aber der Begriff trifft ins Schwarze. Der US-amerikanische Philosoph Harry G. Frankfurt definiert ihn so: Bei „Bullshit" geht es nicht um Lügen, sondern um Aussagen, bei denen die Wahrheit schlichtweg vernachlässigt wird – Hauptsache, sie klingen gut. Im Deutschen würde man vielleicht von Humbug oder Schwindel ohne Substanz sprechen, aber gerade die Direktheit des englischen Originals trifft den Kern.

Meine Anti-Bullshit-Formel ist ein Gegenentwurf zum Longevity-Hype: evidenzbasiert (also auf der Basis wissenschaftlicher Erkenntnisse), verständlich, wirksam und mit dem Anspruch, Sie weder zu blenden noch zu belehren, sondern zu befähigen. Wie ich zu einem solchen Ansatz komme? Die Antwort liegt in einer Reihe persönlicher Erfahrungen im

Laufe meiner beruflichen Reise, die mich von der anfänglichen Begeisterung für Naturheilverfahren hin zur fundierten Welt der evidenzbasierten Medizin geführt hat.

Als ich mit dem Medizinstudium begann, war ich zunächst ein begeisterter Verfechter von Naturheilverfahren. Noch vor dem Studium hatte ich ein Pflegepraktikum in einer Fastenklinik gemacht und im ersten Semester trat ich der Arbeitsgemeinschaft „Homöopathie" bei. Wir besuchten als Studierende bereits ärztliche Fortbildungen und Kongresse, um später einmal als Homöopath:innen arbeiten zu können. Ich war so begeistert, dass ich sogar eine Doktorarbeit mit dem Thema „Wirknachweis homöopathischer Medikamente" begann. Aber es sollte alles ganz anders kommen.

So sehr ich mich auch bemühte, es schien unmöglich, in der Literatur oder gar in meinen eigenen Experimenten einen objektiven Wirksamkeitsnachweis für Homöopathie zu finden. Ein Praktikum in einer der größten homöopathischen Praxen in Deutschland ließ mein Vertrauen weiter schwinden und verstärkte meine Zweifel.

Am Ende meines Studiums war ich daher entschlossen, eine 180-Grad-Wendung zu vollziehen, und wandte mich mit ganzer Energie der Kinderheilkunde und hier insbesondere der Kinder-Intensivmedizin zu. Dort gibt es jede Menge Daten, nicht nur in Form von Studien und Forschungsergebnissen, sondern auch zu jedem einzelnen Behandlungsfall.

Nach einem Forschungsaufenthalt in den USA, wo ich an der *Yale University* wissenschaftliches Arbeiten und klinische Weiterbildung kombinieren konnte, bot sich mir 2008 die Möglichkeit, meine Karriere in der Pharmaindustrie fortzuführen. Auch dort bilden objektiv erhobene Daten aus Experimenten und langwierigen klinischen Studien die Grundlage für die Entwicklung neuer Medikamente.

In dieser Phase meiner Arbeit fiel mir immer wieder auf, dass Medikamente zwar oft statistisch überzeugende Ergebnisse liefern, ihre tatsächliche Wirkung im Alltag aber eher gering bleibt. Im Vergleich dazu zeigen einfache Veränderungen im Lebensstil geradezu gigantische Effekte: Durch regelmäßige (Zeit-)Investitionen in Bewegung, Ernährung, in intermittierendes Fasten oder gesunden Schlaf lässt sich unsere gesunde Lebenserwartung (Healthspan) um Jahrzehnte (!) verlängern – weit mehr, als es Medikamente heute vermögen.

Diese Erkenntnis bewog mich dazu, dieses Buch für Sie zu schreiben: Als medizinischer Daten-Freak möchte ich Ihnen helfen, sich im Dschungel der Longevity-Industrie zurechtzufinden und einfache, selbstwirksame Interventionen zu identifizieren, für die es ausreichende wissenschaftliche Belege gibt und die sich langfristig umsetzen lassen. Das heißt: weg vom Hokuspokus rund um vermeintlich wirksame Nahrungsergänzungsmittel, hin zu wissenschaftlich fundierten, regelmäßigen Investitionen auf Ihr Gesundheitskonto.

Lassen Sie uns mit einer Geschichte beginnen, die zeigt, worum es mir *nicht* geht: Im Jahr 2022 stand ich im Austausch mit einer Risikokapitalgesellschaft, die plante, eine Kette von Longevity-Kliniken zu gründen. Die Vision: hochpreisige (auch medikamentöse) Interventionen zur Lebensverlängerung.

Was viele nicht wissen: Der Weg zu einer regulären Medikamentenzulassung ist langwierig (meist zehn Jahre oder länger) und kostenintensiv (mehrere Hundert Millionen bis hin zu mehreren Milliarden Euro). Erst wenn große klinische Studien Sicherheit und Wirksamkeit nachgewiesen haben, erlauben Behörden die Markteinführung – im besten Fall mit Kostenerstattung durch die Krankenkassen.

Nach mehreren Gesprächen wurde mir klar: Hier ging es nicht um wissenschaftlich fundierte Maßnahmen, sondern um sogenannte Nahrungsergänzungsmittel. Ihr Vertrieb ist deutlich einfacher, und mit geschicktem Storytelling lässt sich eine Wertzuschreibung erzeugen, die wissenschaftlich kaum belegbar ist.

Ich fragte mich damals: Ist das wirklich der Weg, auf den ich mein Wissen, meine Zeit und meine Energie richten möchte? Die Antwort war ein klares Nein. Statt kurzfristigen Trends und fragwürdigen Versprechungen zu folgen, möchte ich Ihnen einen anderen Weg zeigen: fundiert, langfristig und umsetzbar.

In den folgenden Kapiteln geht es also nicht um die Jagd nach der „Wunderpille“, sondern darum, wie Sie Ihre Gesundheit und Ihr Wohlbefinden aktiv gestalten können. Mit dem Wissen um die Mechanismen des Alterns und den effektivsten Hebeln, die uns heute zur Verfügung stehen, möchte ich Ihnen Werkzeuge an die Hand geben, die Sie Schritt für Schritt in Ihren Alltag integrieren können.

Ich lade Sie ein, dieses Buch nicht nur als Ratgeber zu lesen, sondern als Begleiter, der Sie motiviert, Ihre Fortschritte zu überprüfen und neue Ziele zu setzen. Denn am Ende liegt es an uns selbst, wie wir altern: ob wir passiv zusehen oder aktiv gestalten.

Ich freue mich, Sie auf dieser spannenden Reise begleiten zu dürfen!

Ihr Hubert Trübel

Prolog: Warum Altern so unterschiedlich verläuft

IM SOMMER 2024 traf ich meine ehemaligen Schulfreunde zu unserem 40-jährigen Abiturtreffen. Es war ein freudiges Wiedersehen an jenem Ort, an dem wir vier Jahrzehnte zuvor das Ende unserer Schulzeit ausgelassen gefeiert hatten.

Noch heute erinnere ich mich gut an das Gefühl des Aufbruchs: Erleichterung darüber, den Abi-Stress hinter uns gelassen zu haben, Neugier auf die kommenden Wochen und Monate in Ausbildung, Studium, Zivil- oder Wehrdienst. Bei mir mischte sich auch ein wenig Wehmut dazu, denn es war klar, dass Änderungen anstehen und wir uns seltener sehen würden.

40 Jahre später waren nicht mehr alle dabei. Einige waren bereits verstorben, andere zu krank zum Reisen. Überhaupt sahen viele meiner ehemaligen Mitschülerinnen und Mitschüler älter aus, als ich erwartet hatte. Manche dagegen erkannte ich sofort wieder, fast unverändert mit den markanten Zügen von einst.

Natürlich ist dieser Eindruck subjektiv. Aber machen wir, liebe Leserinnen und Leser, ein kleines Gedankenexperiment: Stellen Sie sich Ihre eigene Abschlussklasse vor, wie sie nebeneinander aufgereiht vor Ihnen steht. Links die, die jünger aussehen, sich noch geschmeidig bewegen und fit geblieben sind. Rechts jene, die vorgealtert wirken, vielleicht krank, übergewichtig oder träge geworden sind. Und dazwischen die, deren Aussehen ungefähr ihrem Alter entspricht.

Würden wir dieses Experiment weiterführen, könnten wir jeden Einzelnen untersuchen: die sportliche Leistungsfähigkeit messen, Organe und Blutwerte analysieren, die mit Alterung zusammenhängen. Das Line-up würde sich dann nach diesen objektiven Werten neu sortieren.

Nehmen wir z. B. die körperliche Leistungsfähigkeit: Die Fitteren würden nach links rücken, die weniger Leistungsfähigen nach rechts. Mit wissenschaftlichen Normalwerten könnten wir sogar abschätzen, wo das „normale" biologische Alter, bezogen auf „körperliche Leistungsfähigkeit", liegt, das dem chronologischen Alter entspricht. So wird sichtbar, was diese beiden Altersbegriffe unterscheidet: Das chronologische Alter ist eine feste Zahl. Das biologische Alter hingegen hängt von vielen Faktoren ab, die wir, zumindest teilweise, beeinflussen können.

Genau darin liegt der Schlüssel: Das biologische Alter ist keine feste Größe. Es lässt sich verändern. Wer im Line-up rechts steht, kann durch Training, gesunde Ernährung oder andere Maßnahmen nach links rücken. Noch wichtiger aber: Das biologische Alter ist keine abstrakte Zahl. Es hat direkte Auswirkungen auf unsere Lebensqualität und unsere gesunde Lebensspanne – mit all dem Potenzial, das sich daraus ergeben kann.

Wenn wir also vom Altern sprechen, reden wir nicht über ein unabwendbares Schicksal. Altern ist ein dynamischer Prozess, den wir beeinflussen können. Und vielleicht ist das die wichtigste Botschaft dieses Buches: Altern ist gestaltbar. Sie können die Regie übernehmen, wenn Sie bereit sind, sich mit den Fakten auseinanderzusetzen und Verantwortung zu übernehmen. Lassen Sie uns diese Reise gemeinsam antreten.

IM SOMMER 2024, bei unserem Klassentreffen, spürte ich neben Freude auch eine leise Melancholie. Wir lachten, erinnerten uns an die „gute alte Zeit" und die Unbeschwertheit jener Tage. Doch da war auch das Fehlen derjenigen, die nicht mehr dabei sein konnten – ihre Plätze blieben leer, eine stille Mahnung an unsere Vergänglichkeit. Dieses Treffen war wie ein lebendiges Bild dessen, was Altern bedeutet: ein Mosaik aus Schicksalen, Geschichten, individuellen Entscheidungen und natürlich auch Zufällen.

Dieses Buch möchte helfen, all das zu verstehen. Es soll Ihnen helfen, Ihren eigenen Weg zu finden, Ihr Altern aktiv zu gestalten, Chancen zu erkennen und Stolperfallen zu vermeiden. Wie bei unserem Klassentreffen wollen wir genau hinsehen: Was erhält uns jung, innerlich wie äußerlich? Was beschleunigt das Altern?

Dieses Buch soll Ihnen Orientierung geben im Dschungel der Anti-Aging-Ratgeber, Hintergründe liefern und dabei helfen, die vielen Angebote realistisch einzuordnen. Oder, um beim Bild des Line-ups zu bleiben: mit vernünftigen, umsetzbaren Maßnahmen ein paar Positionen nach links zu wandern.

TEIL I
WER HAT AN DER UHR GEDREHT?

In diesem Abschnitt geht es um die komplexen Zusammenhänge des Alterns und darum, was hinter dem Konzept des „biologischen Alters" steckt. Ich werde mithilfe der Anti-Bullshit-Formel aufzeigen, wo die Versprechen der Longevity-Industrie kritisch zu hinterfragen sind und wo sie bloße Zukunftsmusik bleiben.

Longevity. Der große Overload

HABEN SIE SICH schon einmal gefragt, wie es sich anfühlt, alt zu werden?

Ich könnte Ihnen jetzt erzählen, was mir meine Eltern, Verwandten oder Freunde berichten: steife Gelenke, schlechteres Sehen, langsameres Denken und Vergesslichkeit. Wirklich spüren können Sie das heute schon, wenn Sie in einen „Alterssimulations-Anzug“ schlüpfen. Dieser Anzug legt Gewichte an Arme und Beine, schränkt die Beweglichkeit ein, verdunkelt die Sicht, dämpft das Gehör – kurz: Er simuliert, wie es sein könnte, z. B. 20 Jahre älter zu sein. Nach ein paar Minuten in diesem Outfit begreift man: Alter ist nicht nur eine Zahl, es ist ein Gesamtpaket aus veränderten Fähigkeiten, Bedürfnissen und Herausforderungen. Und genau darauf müssen wir uns alle einstellen – persönlich, gesellschaftlich und wirtschaftlich.

Was der Anzug in wenigen Minuten simuliert, spielt sich gerade in Echtzeit in vielen Gesellschaften ab – nicht in

Zeitlupe, sondern im Zeitraffer der Demografie. Länder auf der ganzen Welt schlüpfen gerade in ihren eigenen Alterssimulationsanzug. Manche, wie Japan, tragen ihn schon eine ganze Weile, mit all den Konsequenzen, die das mit sich bringt.

In Japan werden z. B. seit über zehn Jahren mehr Windeln für Erwachsene als für Kinder produziert und verkauft. Das asiatische Land ist wie kaum ein anderes Vorreiter in Sachen Überalterung. Auch in Deutschland war im Jahr 2025 schon jede vierte Person älter als 60 Jahre, und bis 2050 werden es fast 40 Prozent sein.

Das hat Folgen:

Gesundheitssysteme werden teurer, weil ältere Menschen häufiger an chronischen Krankheiten leiden. Ab dem 60. Lebensjahr steigen die individuellen Gesundheitsausgaben stark an und machen bis zum Lebensende rund 40 Prozent der gesamten Gesundheitsausgaben eines Lebens aus. Mehr Menschen über 60 bedeuten also höhere Gesamtkosten für unser System. Dieser Trend wird verstärkt, weil die gesunde Lebensspanne (Healthspan) in entwickelten Ländern sinkt. Wir werden zwar älter als frühere Generationen, verbringen aber immer mehr Jahre im Zustand chronischer Krankheit. Tendenz steigend und mit Folgen für Sozialversicherungssysteme und unsere gesellschaftliche Produktivität. Parallel dazu nimmt die Zahl der Erwerbstätigen ab, die in die Rentensysteme einzahlen. Das lässt die finanzielle Resilienz dieser Systeme schwinden.

Und damit nicht genug: Während der medizinische Fortschritt uns theoretisch in die Lage versetzen sollte, länger fit zu bleiben, erleben viele Menschen im Alltag, wie unser Gesundheitssystem an seine Grenzen stößt. Arztpraxen sind überfüllt, Termine gibt es erst nach langen Wartezeiten.

Das führt zu einer interessanten Entwicklung: Immer mehr Menschen suchen sich außerhalb des klassischen Gesundheitssystems Hilfe und stoßen dabei auf eine gigantische Industrie aus Nahrungsergänzungsmitteln, Fitness-Apps, Superfoods, Anti-Aging-Behandlungen und Instagram-Gurus mit festen Meinungen und lockeren Belegen.

Das Problem: Zwischen sinnvoller Prävention und purem Marketing-Geblubber liegen oft nur ein paar Klicks, und für Laien ist der Unterschied schwer zu erkennen. Wir leben in einer Zeit des Longevity-Overloads. Es gibt mehr Informationen, Produkte und Versprechungen als je zuvor – und entsprechend viel Verwirrung. Und weil wir Menschen dazu neigen, lieber der schnellen Lösung hinterherzulaufen als der unbequemen Wahrheit ins Auge zu schauen, ist der Markt für „Wunderpillen“ und „Jungbrunnen“-Methoden so groß wie nie.

Hierzu ein paar Fakten:

- Pro Jahr geben Verbraucher im DACH-Raum (also in Österreich, der Schweiz und in Deutschland) ca. 650 Mio. Euro für Mineralstoffe und Vitamine aus (CH: 116, A: 140, D: 400 Mio. Euro/Jahr).
- Der Gesamtumsatz für sogenannte Nahrungsergänzungsmittel liegt in Deutschland pro Jahr bei 4 Milliarden Euro.

Hier kommt zum Ausdruck, dass Nahrungsergänzungsmittel nicht nur ein Milliardengeschäft sind, sondern auch Abbild eines tiefen Bedürfnisses vieler Menschen, die eigene Gesundheit aktiv zu beeinflussen, oft ohne ärztliche Empfehlung.

Supplemente – selbst verordnet und oft fehlgeleitet

Wie Daten aus den USA zeigen, nehmen rund 73 Prozent der Supplemente-Anwender ihre Produkte aus eigener Initiative und nicht auf ärztlichen Rat. Die häufigsten Gründe sind ein unspezifisches Gesundbleiben- oder Gesundheit-verbessern-Wollen, nicht etwa das gezielte Schließen von Nährstofflücken. Ähnliche Ergebnisse finden sich in europäischen Erhebungen: In einer italienischen Studie gaben Studierende an, Supplemente vor allem zur Steigerung von Wohlbefinden oder mentaler Leistungsfähigkeit einzunehmen, während das Füllen von Nährstofflücken selten als Hauptgrund genannt wurde.

Besonders bemerkenswert: Die häufigsten Nutzer sind oft nicht diejenigen, die Supplemente aus medizinischer Sicht tatsächlich bräuchten. Ein Beispiel aus unserem eigenen Haushalt: Als unsere ältesten Kinder etwa 16 bis 18 Jahre alt waren, tauchten wie von Zauberhand Multivitaminpräparate, Vitamin-D- und Fischölkapseln, Zink- und Selentabletten sowie ganze Batterien an Proteinshakes, Kreatinpulver, Kurkumin- und Ashwagandha-Kapseln auf. Meine familieninternen „Verhöre" dazu ergaben: Das sei alles wissenschaftlich belegt und wer viel trainiere, für den mache das besonders Sinn. Kaum verwunderlich also, dass Umfragen zeigen: Gerade junge Erwachsene sind Nahrungsergänzungsmitteln gegenüber besonders aufgeschlossen, oft getrieben von Fitness-Idealen und Social-Media-Empfehlungen.

Ein weiteres Beispiel dieser Entwicklung ist das Influencer-Marketing rund um Gummibärchen-Supplemente, wie sie z. B. die Marke „Bears with Benefits“ populär gemacht hat. Prominente posieren mit Produkten der Marke, um Effekte für schöne Haut, Haare oder Nägel zu suggerieren. Ein kritischer Artikel der Zeitung *Die Welt* beschreibt jedoch, dass der Nutzen solcher Gummibärchen bei gesunder Ernährung eher marginal ist. Noch dazu sind sie ziemlich teuer. Auch die Dosis-Auswahl ist interessant: Die Biotin-Dosis der „Ah-mazing Hair“-Bärchen liegt mit 5.000 µg pro Bärchen etwa hundertmal über der empfohlenen Tagesmenge der Deutschen Gesellschaft für Ernährung oder des Bundesinstituts für Risikobeurteilung.

Kommen wir zu den Kosten: Eine Packung mit 60 Gummibärchen kostet fast 23 Euro. Vergleichbare Mengen an Biotin gibt’s im Drogeriemarkt schon für 3 Euro – bleiben 20 Euro für Gummibärchen. Die Gründerinnen verweisen auf eine aufwendigere Zusammensetzung, den Verzicht auf Titandioxid und das Versprechen „Premiumqualität“. Leider beeinflussen visuelle Darstellung, persönliche Erfahrungsberichte und mediale Erzählmuster zunehmend die Wahrnehmung von Gesundheits- und Präventionsthemen.

SOLCHE BEISPIELE zeigen eindrücklich, wie sich Marketing über Nutzen und Evidenz behauptet – besonders bei jungen Erwachsenen, die sich eine schnelle, „optimierte“ Lösung wünschen.

Hinzu kommt, dass viele dieser Präparate neben fraglicher Wirkung unerwünschte Effekte haben können, die den meisten Konsumenten nicht bekannt sind. So kann z. B. die hochdosierte Einnahme von Biotin bestimmte Bluttests verfälschen, zu hohe Mengen Vitamin D können Nierensteine verursachen und überdosiertes Vitamin A kann die Leber oder – in der Schwangerschaft – das ungeborene Kind schädigen.

Wie weit das Spektrum zwischen „harmlos" und „riskant" reicht, verdeutlichen die Autoren einer Übersichtsarbeit aus dem Jahr 2022, die ihre Analyse nicht zufällig „Dietary Supplements – The Wild West of Good, Bad, and a Whole Lotta Ugly" (Der Wilde Westen des Guten, des Bösen und des ganz und gar Hässlichen) betitelt haben.

Ich habe den Letztautor, Dr. Walter Larimore aus Colorado/USA, direkt kontaktiert. Er forscht seit Jahrzehnten zu dem Thema und hat mehr als 40 Bücher sowie zahlreiche Fachartikel zu Ernährung, Nahrungsergänzungsmitteln und evidenzbasierter Medizin veröffentlicht. Meine zentrale Frage an ihn lautete: Warum investieren Konsument:innen trotz fraglicher oder fehlender Evidenz immer stärker in Supplemente?

Seine Antwort war eindeutig: Es sei eine Kombination aus Hoffnung, Marketing und der menschlichen Neigung, Kontrolle über die eigene Gesundheit haben zu wollen, selbst wenn die Maßnahme objektiv wenig bringe. Weitere Gründe seien die Angst vor Nährstofflücken, der Wunsch vieler Frauen, ihre Knochengesundheit zu stärken und Osteoporose vorzubeugen, sowie die durch die COVID-19-Pandemie gestiegene Aufmerksamkeit für das Immunsystem.

Larimore betont, dass die Branche in vielen Ländern nur unzureichend reguliert ist. So können Produkte mit vollmundigen Versprechen und ohne solide Wirksamkeitsnachweise auf den Markt kommen – oft in Dosierungen, die potenziell schädlich sind. Neben einigen gut belegten Präparaten findet sich ein unüberschaubares Angebot an Mitteln, die bestenfalls nutzlos, schlimmstenfalls gefährlich sind.

Besonders problematisch ist, dass unerwünschte Wirkungen selten gemeldet werden und Verbraucher:innen erst im Ernstfall von den Risiken erfahren. Für Larimore sind daher Aufklärung, klare Kennzeichnung und eine kritischere öffentliche Debatte entscheidend, andernfalls bleibt der „Wilde Westen" der Supplemente ein Spielfeld für Marketingabteilungen statt für evidenzbasierte Gesundheit.

Hier zeigt sich ein paradoxes Bild: Einerseits boomt der Markt für Produkte, die Gesundheit, Leistungsfähigkeit und ein längeres Leben versprechen. Andererseits steigen die Zahlen der von Übergewicht, Bewegungsmangel und chronischen Erkrankungen Betroffenen weltweit an.

Das angebliche Gesundheitsbewusstsein, das den Supplement-Boom antreibt, findet sich im Alltag oft nicht gespiegelt. Es scheint im Gegenteil in vielen Fällen eher ein „Kompensationsmechanismus" zu sein: Wer nicht ausreichend schläft, sich wenig bewegt oder zu viel hochprozessierte Nahrung zu sich nimmt, greift in der Hoffnung, negative Effekte auf diesem Weg rasch ausgleichen zu können, gern zu einer Pille, einem Pulver oder gar einer Infusion.

Wenn der Optimierungsdrang invasiv wird

Dieses Muster ist keineswegs auf Supplemente beschränkt. Auch andere Angebote im Longevity-Markt – von hochpreisigen Vitamininfusionen bis hin zu invasiven Verfahren wie „Blutwäsche" (Apherese) – nutzen ähnliche Mechanismen. So bewirbt etwa ein Anbieter auf Zypern „HELP Apheresis" als angeblich verjüngende Blutreinigung, basierend auf dem

Hoffnung, Marketing und das Versprechen schneller Selbstoptimierung treiben einen Markt an, der wissenschaftlich auf wackeligen Beinen steht.

Versprechen, damit schädliche Stoffe zu entfernen und den Alterungsprozess zu verlangsamen.

Das Verfahren wurde in den 90er-Jahren des letzten Jahrhunderts entwickelt, um in schweren Fällen einer Fettstoffwechselstörung bestimmte Blutfette (LDL, Lp(a)) aus dem Blut zu filtern, wird aber heute kaum noch eingesetzt, weil es Medikamente gibt, die LDL sehr effektiv senken können. Auch zeigten die damals durchgeführten Studien keine nachhaltigen Effekte auf das Fortschreiten der Herzkranzarterien-Erkrankung (Arteriosklerose).

Die Forschungslage zu solchen Verfahren wirkt auf den ersten Blick faszinierend – wie eine Science-Fiction-Version der Medizin. So fasst eine aktuelle Übersichtsarbeit aus dem Jahr 2025 den Stand der sogenannten „blutbasierten Anti-Aging-Ansätze“ zusammen. Darin werden Verfahren wie Plasmaaustausch, Fraktionierung oder der Transfer spezifischer Blutbestandteile beschrieben, die in Tiermodellen vielversprechende Effekte auf Entzündungsmarker, Stoffwechsel und sogar kognitive Funktionen gezeigt haben.

Doch das Paper betont ebenso klar die Lücke zwischen Labor und Praxis: Bei Menschen liegen die Evidenzbasis und die Sicherheit dieser Methoden weit hinter den Werbeversprechen zurück. Die wenigen klinischen Studien sind klein, oft ohne Kontrollgruppen durchgeführt worden und liefern bislang keine belastbaren Belege für echte Verjüngungseffekte.

Hier zeigt sich ein Muster, das ich bereits für den Supplement-Bereich beschrieben habe: Hoffnung, Marketing und das Versprechen schneller Selbstoptimierung treiben einen Markt an, der wissenschaftlich auf wackeligen Beinen steht. Wie bei Biotin, Vitamin D oder Vitamin A wird der mögliche Nutzen betont, während Risiken – von unklaren Langzeiteffekten bis hin zu akuten Nebenwirkungen – oft im Hintergrund bleiben. In beiden Fällen schaffen schwache Regulierung und gezielte Ästhetisierung (schicke Kliniken, glamouröse Testimonials) ein Umfeld, in dem der Preis vor allem den Anspruch auf Exklusivität und Hochwertigkeit signalisiert, nicht jedoch das wissenschaftliche Fundament.

Gerade in einem Markt, der von hohen Kosten, aggressivem Marketing und Hoffnungen auf den „biologischen Reset" lebt, ist diese Diskrepanz brisant: Während die Forschung noch Grundlagenarbeit leistet, werden invasive Verfahren vielerorts schon als Luxusbehandlung verkauft, mit Preisetiketten im vier- bis fünfstelligen Bereich pro Zyklus. Für Konsument:innen sind diese Behandlungen kaum von den teuren, aber fraglich wirksamen Premium-Supplementen zu unterscheiden, nur dass in ersterem Fall die Risiken potenziell erheblich höher sind.

Ein entscheidender und oft unterschätzter Grund, warum Verfahren wie hochpreisige Vitamininfusionen oder invasive „Anti-Aging"-Behandlungen subjektiv als wirksam erlebt werden, liegt nicht zwingend in den biochemischen Effekten selbst, sondern in dem, was in unseren Köpfen passiert. Hier kommt der sogenannte Placebo-Effekt ins

Spiel, ein Begriff, der im Alltag häufig abwertend verwendet wird, obwohl er in Wirklichkeit ein faszinierendes Phänomen beschreibt.

Genauer gesagt handelt es sich um einen Erwartungseffekt: Unsere Erwartungshaltung kann die Wirkung einer Behandlung selbst dann messbar beeinflussen, wenn die Substanz oder Methode pharmakologisch nur wenig dazu beiträgt. Studien zeigen, dass bei Schmerzmitteln bis zu 60 Prozent des Effekts auf diesen Erwartungseffekt entfallen können.

Dieser Effekt wird durch alle Rahmenbedingungen einer Intervention verstärkt: die Art der Verpackung, die technische Apparatur, die Professionalität der Umgebung oder auch die Verabreichung per Infusion. All das signalisiert unserem Gehirn: „Das ist etwas Wirksames", und unser Körper reagiert entsprechend. Deshalb wird der Erwartungseffekt bei der Medikamentenentwicklung immer mitgetestet und herausgerechnet. Nur wenn danach noch ein Nettoeffekt bleibt, gilt eine Intervention als nachweislich wirksam. Dieser psychologische Hebel wirkt bei Nahrungsergänzungsmitteln oder Lifestyle-Behandlungen nicht nur – Sie zahlen oft sogar extra dafür.

GENAU DIESES Zusammenspiel aus tatsächlicher Wirksamkeit und psychologisch erzeugtem Nutzen macht den Longevity-Markt so schwer durchschaubar. Es ist das gleiche Prinzip, das schon vor über 100 Jahren beim Verkauf von „Snake-Oil" funktionierte, nur dass heute die Verpackung moderner ist und das Marketing digital abläuft.

Der „Wilde Westen" der heutigen Longevity-Industrie erinnert in vielerlei Hinsicht an die Snake-Oil-Zeit des

19. Jahrhunderts in den USA: Damals zogen findige Händler mit Planwagen durch das Land. Einige ihrer „medizinischen Wundermittel“, oft auf Basis von Mineralöl, Alkohol oder harmlosen Kräutermischungen, enthielten Bestandteile von Klapperschlangen. Daher der Begriff „Snake-Oil-Produkte“ als Synonym für Quacksalberei. Versprochen wurde vieles, von Schmerzfreiheit bis Tumortherapie. Meist wirkten die Mittel allenfalls als Placebo, manche waren sogar schädlich. Der Verkaufserfolg basierte nicht auf Wirksamkeit, sondern auf geschicktem Storytelling, dem Spiel mit Hoffnungen und Ängsten. Dieses Muster finden wir heute modern verpackt und mit digitalem Marketing wieder.

Der historische Snake-Oil-Boom fand sein Ende nicht durch freiwillige Einsicht der Händler, sondern durch zunehmenden öffentlichen Druck und Regulierung. In den USA war es vor allem der *Pure Food and Drug Act* von 1906, der Mindeststandards für Sicherheit und Kennzeichnung einführte. Plötzlich mussten Inhaltsstoffe offengelegt und gesundheitsbezogene Behauptungen belegt werden. Betrügerische Produkte verschwanden nicht über Nacht, aber der Wildwuchs wurde gebremst, und seriöse Anbieter konnten sich auf einer neuen Grundlage profilieren.

Die Anti-Bullshit-Formel. So trennen Sie Hype von harter Evidenz

Heute stehen wir im Longevity-Markt an einem ähnlichen Punkt. Zwischen wissenschaftlichem Fortschritt und aggressivem Marketing klafft eine Lücke, die ohne Orientierung und Qualitätsfilter für Konsument:innen schwer zu überbrücken ist. Genau hier setzt meine Anti-Bullshit-Formel an – ein kompaktes Set aus drei Prinzipien, das Ihnen helfen soll, Schein von Sein zu trennen:

1. **Evidenzbasierte Medizin (EBM)**
   Sie schützt vor dem Marketing-Overload, indem sie zwischen schön klingenden Versprechen und belastbaren Fakten unterscheidet. Im Kapitel über das sinnvolle Einzahlen auf Ihr Healthspan-Konto ab S. 65 werden wir uns genauer ansehen, was „Evidenz" bedeutet, wie sie zustande kommt und wie Sie selbst den Überblick behalten. Entscheidend ist: Wissenschaftliche Evidenz ist nicht nur etwas für Experten. Sie ist zugänglich, überprüfbar und sollte von allen verstanden werden können.
2. **Pareto-Prinzip**
   Auf den italienischen Ökonomen Vilfredo Pareto geht das nach ihm benannte Prinzip zurück. Er entdeckte Ende des 19. Jahrhunderts, dass 80 Prozent des italienischen Vermögens in den Händen von nur 20 Prozent der Bevölkerung lagen. Das 80:20-Verhältnis taucht seither erstaunlich oft auf – auch in Biologie, Verhaltenspsychologie und Gesundheit. In der Longevity-Forschung hilft es uns, jene 20 Prozent der Maßnahmen zu identifizieren, die 80 Prozent des nachweisbaren Effekts auf Ihre gesunde Lebensspanne haben. Jedes der Strategieschrauben-Kapitel ab S. 91 hilft Ihnen, Ihre Gesundheitsinvestitionen Pareto-optimiert zu planen.
3. **Dosis-Wirkungs-Beziehung**
   Die Dosis-Wirkungs-Beziehung zeigt, warum „mehr" nicht automatisch „besser" ist, und wie Sie das optimale Maß finden, um den Nutzen zu maximieren und Risiken zu minimieren.

Diese drei Elemente bilden zusammen einen Orientierungsrahmen, der Ihnen hilft, „Bullshit“ zu erkennen, sowie den Fokus auf jene Maßnahmen zu legen, die nachweislich wirken.

SHORTCUT

Unübersichtlicher Longevity-Markt
Zwischen sinnvollen Angeboten und fragwürdigen Versprechen liegt eine breite Grauzone, in der Marketingstrategien oft lauter sind als Fakten.

„Wilder Westen“ heute
Wie beim historischen Snake-Oil-Boom werden Hoffnungen und Ängste genutzt, um Produkte ohne ausreichende Prüfung zu verkaufen.

Supplemente und mehr
Der Optimierungsdrang reicht von Pillen und Pulvern bis hin zu invasiven, teuren und riskanten Verfahren.

Wenig Regulierung
In vielen Bereichen fehlen klare Standards, was fragwürdigen Anbietern viel Spielraum lässt.

Mögliche Orientierung
Die Anti-Bullshit-Formel mit evidenzbasierter Medizin, Pareto-Prinzip und Dosis-Wirkungs-Betrachtung bietet Ihnen einen klaren Rahmen, um fundierte Entscheidungen zu treffen.

Alter als Krankheit. Auch eine Chance?

IM FELD DER Langlebigkeitsforschung tummeln sich neben seriösen Wissenschaftlerinnen und Wissenschaftlern leider auch Marketing-orientierte Influencer und selbsternannte Gurus. Einer der prominentesten Vertreter dieser schillernden Szene ist der US-amerikanische Tech-Millionär Bryan Johnson. Seine Wirkung auf Menschen konnte ich im Juni 2025 selbst beobachten.

Die *German Society for Anti-Aging Medicine* (GSAAM) ist ein eingetragener Verein, der Fachleute verschiedenster Disziplinen zum Thema Altern zusammenbringt. Rund 300 Teilnehmende kamen 2025 zur Jahrestagung nach Köln, und der Höhepunkte des Programms war der Auftritt von Bryan Johnson.

Johnson ist bekannt für sein radikales Selbstexperiment, mit dem er unter dem Motto „Don't die" seinen Alterungsprozess aufhalten will. Er lebt nach einem strikt getakteten Regime: zwei Mahlzeiten täglich um 7 sowie um 11 Uhr,

Schlafenszeit um 21 Uhr, über 100 Nahrungsergänzungsmittel pro Tag, Blutplasma-Transfusionen von seinem Sohn sowie experimentelle Gentherapien.

Mit diesem aufwendigen Programm möchte Johnson den Beweis erbringen, dass Unsterblichkeit möglich ist. Was nach Science-Fiction klingt, ist aus wissenschaftlicher Sicht bestenfalls eine kuriose Einzeldarstellung ohne Aussagekraft. Schließlich basiert sein Selbstversuch auf genau einem Probanden: ihm selbst.

Doch spannend war weniger dieses Programm, sondern die Wirkung, die Bryan Johnson auf das Publikum der GSAAM-Tagung ausübte. Er war per Video zugeschaltet, aufgrund technischer Probleme verzögerte sich sein Auftritt jedoch zunächst. Der Moderator überbrückte die dadurch entstehende Wartezeit, indem er Fragen aus dem Saal sammelte – viele davon kritisch: Ob es stimme, dass Johnson plane, eine neue Religion zu gründen? Ob er in seinem mönchisch disziplinierten Alltag überhaupt noch Lebensfreude empfinde? Und was der enorme Aufwand letztlich bringen solle?

Als die Verbindung schließlich stand, beantwortete Johnson jede Frage mit ruhiger, sympathischer Stimme und einem Plauderton, der professionell und sehr überzeugend wirkte. Nachdem er sich wieder verabschiedet hatte, forderte der Moderator das Publikum zu einer kurzen Abstimmung auf: Wer halte Johnsons Aussagen für sinnvoll und wer für Unsinn? Das Ergebnis war erstaunlich: Nur eine einzige Person im Saal hob die Hand, um das Gehörte als Hokuspokus abzustempeln.

Diese Szene wirft eine zentrale Frage auf: Wie kann jemand mit so wenig wissenschaftlicher Substanz so viel

Zustimmung erhalten – und das in einem Raum voller Medizinerinnen, Therapeuten und Wissenschaftler?

Die Antwort liegt wohl weniger in Johnsons Daten als in seiner Inszenierung. Er verkörpert die perfekte Projektionsfläche für eine Gesellschaft, die dem Alter misstraut und dem Fortschritt grenzenlos vertraut. Seine klare Struktur, seine mönchische Disziplin, seine scheinbar messbaren Ergebnisse – all das wirkt in einer Welt der Unsicherheiten rund um das Thema Altern wie ein Versprechen.

Bryan Johnson gibt dem biologischen Chaos eine Ordnung. Und er bietet etwas an, das viele Menschen in der Medizin schon lange vermissen: eine große Erzählung. Mich erinnert dieses Phänomen an das Buch „Erzählende Affen – Mythen, Lügen, Utopien", in dem das Autorenpaar Samira El Ouassil und Friedemann Karig unsere „geistige Verwundbarkeit" durch Geschichten und Narrative beschreiben.

So erscheint es mir auch hier: Das Narrativ des „ewigen Lebens" war immer schon eng mit Religion, Philosophie oder Mythologie verknüpft. In Bryan Johnsons Version ist der Heilsbringer nicht göttlich, sondern technologisch. Der Tempel ist der Körper, das Ritual die Blutuntersuchung, die Erlösung eine Vielzahl von schön verpackten Interventionen. Das klingt für manche vielleicht nach Scharlatanerie, für andere ergibt es Sinn.

Doch genau hier liegt das Problem: Wenn Inszenierung wichtiger wird als Evidenz, dann ist nicht nur die Wissenschaft in Gefahr, sondern auch die Integrität unseres Handelns. Es zeigt sich, wie schnell wir – selbst als Fachpublikum – auf glänzende Oberflächen hereinfallen können, wenn sie nur ausreichend poliert sind.

Die Longevity-Szene, philosophisch betrachtet

Es ist nicht nur legitim, sondern notwendig, sich dem Longevity-Trend mit kritischer Neugier zu nähern. Bryan Johnson ist kein Einzelphänomen. Er steht exemplarisch für eine Bewegung, die zwischen Lifestyle, Biohacking und Pseudowissenschaft changiert und dabei zunehmend Einfluss auf das Denken von Patienten, Ärzten, Investoren und der Gesellschaft als Ganzes gewinnt.

Wie gehen wir also damit um? Welche Verantwortung haben wir, wenn populäre Narrative mit der Autorität der Wissenschaft verwechselt werden?

Glücklicherweise hatten die Veranstalter der GSAAM-Tagung ein gutes Gespür für Meinungsvielfalt und Ausgewogenheit – oder vielleicht auch einfach für Humor. Denn als intellektuelles Gegengewicht zu Bryan Johnson luden sie niemand Geringeren ein als Manfred Lütz: Theologe, Philosoph, Psychiater, bekennender Rheinländer und Philosoph des gelingenden Lebens. Wenn Johnson der Hohepriester der ewigen Jugend ist, dann ist Lütz der gut gelaunte Analytiker unserer gesellschaftlichen Befindlichkeit.

Statt Molekülen, Supplementplänen und Genmodulationen gab's bei ihm Witz, Weisheit und eine radikal andere Perspektive: Nicht die Angst vor dem Altern, sondern die Lust am bewussten Leben sei der Schlüssel. Statt „Don't die": „Lebe!" Und zwar mit Sinn, Freude und all den Widersprüchen, die das Normale auch mit sich bringt. Während Johnson sein Plasma zirkulieren lässt, zirkulieren bei Lütz Pointen, Anekdoten und ein tiefes Verständnis davon, was Menschen im Innersten bewegt.

In einem Saal, der gerade noch in Richtung Unsterblichkeit philosophierte, war plötzlich die Rede von Vergänglichkeit – und davon, dass gerade unsere Endlichkeit der Grund dafür ist, warum ein Leben überhaupt Bedeutung haben kann. Kein Biomarker, keine Blutwerte, keine zelluläre Uhr kann messen, ob jemand ein gutes – oder besser: erfülltes – Leben geführt hat. Und trotzdem wissen wir es, wenn wir einem solchen Menschen begegnen. Am Ende stand eine Art inoffizieller Konsens im Raum, der Johnsons Radikalität und Lütz' Lebensklugheit miteinander versöhnte.

Es geht nicht um Unsterblichkeit und auch nicht darum, immer jünger zu werden. Es geht um Potenzialerhaltung, damit wir die Zeit, die uns zur Verfügung steht, möglichst wach und sinnerfüllt gestalten können. Statt Altern zu pathologisieren, als Fehler in unserem System oder als Defekt der Natur zu sehen, können (und müssen) wir lernen, es als Gestaltungsraum zu begreifen. Denn die entscheidende Frage ist nicht, ob wir altern, sondern wie es uns Potenzial-erhaltend gelingt. Und darin liegt die eigentliche medizinische, psychologische und philosophische Herausforderung unserer Zeit.

Vielleicht beginnt Prävention also nicht mit dem neuesten Fitnesstracker oder einem gerade auf Instagram oder Facebook beworbenen Nahrungsergänzungsmittel, sondern mit einem Wechsel der Perspektive: der Bereitschaft, das Alter nicht als Feind zu betrachten, sondern als Einladung.

SO VIEL ALSO zum aktuellen Geschehen auf der großen Bühne zwischen Tech-Millionär-Utopie und Lebensphilosophie. Doch was heißt das nun konkret für Sie und Ihr Leben? Auch wenn Sie vermutlich weder an Plasma-Transfusionen noch an den Eintritt in eine neue Religionsgemeinschaft denken und auch nicht – wie Bryan Johnson – 2 Millionen Dollar pro Jahr für Ihre Verjüngung zur Verfügung haben, geht es im Kern um die einfache Frage: Wie können wir unser Lebens-Potenzial möglichst lange erhalten und nutzen?

In den nächsten Kapiteln steigen wir tiefer in diese Thematik ein.

SHORTCUT

Der Longevity-Markt verspricht viel

Umso wichtiger ist es, kritisch zu prüfen und das Sinnvolle vom Hype zu unterscheiden.

Inszenierung und Narrative

Wie auf der weltpolitischen Bühne auch gewinnen Erzählungen und Inszenierung im Gesundheitsbereich oft mehr Einfluss als solide wissenschaftliche Fakten.

Altern ist keine Krankheit ...

..., sondern ein Raum, den wir aktiv gestalten können, um ein erfülltes Leben zu führen.

Wahre Investitionen in Ihre Gesundheit

Die wahren Investitionen in Gesundheit beginnen nicht mit vermeintlichen Wundermitteln, sondern mit einem Perspektivwechsel hin zu Potenzialerhaltung, Eigenverantwortung und bewusster Lebensgestaltung.

Aging für Anfänger. Kommt es, wie es kommt?

„**ALT WERDEN** ist nichts für Feiglinge", schrieb Joachim Fuchsberger 2010 in seinem Buch mit diesem Titel. Und trotzdem sind wir alle – ob wir wollen oder nicht – für diese Reise gebucht. Der Alterungsprozess beginnt nicht erst mit grauen Haaren oder Gelenken, die morgens protestieren. Sondern deutlich früher; oft leise, fast unmerklich, während wir gerade noch denken, das Leben habe eben erst richtig begonnen.

Viele Menschen betrachten das Altern als eine Art Naturgewalt: Es passiert eben. Wie das Wetter. Mal freundlich, mal ungemütlich, aber grundsätzlich außerhalb unserer Kontrolle. Natürlich gibt es Faktoren, die wir nicht in der Hand haben: unsere Gene, einfach die Umstände des Lebens. Und doch zeigen uns Forschung und Erfahrung, dass Altern formbarer ist, als wir denken. Nicht im Sinne eines ewigen Jungbrunnens, sondern im Sinne von Lebensqualität, Klarheit und innerer Reife. In den letzten Jahren hat sich unser

Verständnis davon, wie Altern funktioniert, enorm erweitert. Wir wissen heute, dass viele biologische Alterungsprozesse durch Lebensstilfaktoren beeinflusst werden, durch Bewegung, Ernährung, Schlaf, Stressmanagement – und vor allem durch bewusste Entscheidungen im Alltag.

Dieses Kapitel ist also kein Anti-Aging-Programm, sondern eher eine Einladung: Stellen Sie sich das Älterwerden wie eine Reise vor. Wohin genau sie führt, wissen Sie nicht, aber Sie können entscheiden, *wie* Sie unterwegs sind. Mit quietschenden Bremsen und schleifender Kupplung? Oder lieber gut gewartet, aufmerksam, wach und offen für das, was noch kommt?

Der Begründer der Logotherapie und Holocaust-Überlebende Viktor E. Frankl hat das Altern nicht als Defizit gesehen, sondern als Möglichkeit zur Reifung. In seiner Autobiografie schreibt er: „Ich finde gar nichts Arges am Altern. Ich pflege zu sagen, das Altern macht mir nichts aus, solange ich mir einbilden darf, dass ich im gleichen Maße, in dem ich altere, auch noch reife."

Nicht gegen das Alter leben, sondern hineinwachsen. Nicht jugendlich bleiben wollen, sondern menschlich tiefer werden. Denn mit dem Älterwerden wächst auch unsere Verantwortung: für unseren Körper, unser Denken, unser Handeln und für die Zeit, die uns bleibt. Altern ist also nicht bloß Verlust, sondern Erinnerung an das Wesentliche. Nicht was Sie aufhalten können, zählt, sondern was Sie gestalten wollen. Jeder Tag bietet Ihnen aufs Neue die Chance, bewusster, klarer und mit mehr innerer Freiheit zu leben. Und vielleicht liegt genau darin der Zauber des Älterwerdens laut Viktor Frankl: „Lebe so, als ob du bereits zum zweiten Mal lebtest …"

Ihr Altern kommt, das steht fest. Die Frage ist: Wie gestalten Sie die Reise? Und was an Haltung, Gewohnheiten und Bewusstheit nehmen Sie mit?

Altern auf leisen Sohlen

Unsere Organsysteme altern nicht im Gleichschritt, jedes System folgt seinem eigenen Rhythmus. Richtig bewusst wurde mir das zum ersten Mal, als unser Sohn etwa 15 Jahre alt war. Bei unseren kleinen Raufereien merkte ich plötzlich: Ich musste mich mehr anstrengen. Und irgendwann gewann nicht mehr automatisch ich.

Irgendetwas hatte sich verschoben – nicht nur bei ihm, sondern vor allem bei mir. Was ich damals körperlich gespürt habe, ließ sich auch aus wissenschaftlicher Sicht gut erklären, denn Altern ist kein einheitlicher, gleichmäßig ablaufender Prozess.

Vielmehr altern unsere Organe und Körpersysteme in ganz unterschiedlichem Tempo, in meinem Fall also meine zu wenig genutzte Oberkörpermuskulatur. Während manche Funktionen noch erstaunlich lange Zeit stabil bleiben, bauen andere schneller ab. Auch unser Immunsystem wird im Alter träge, und alte, längst vergessene Viren wie das Windpockenvirus können in Form von schmerzhaften Gürtelrose-Ausbrüchen plötzlich wieder auftauchen.

Im November 2016 war ich auf der Jahrestagung der *American Heart Association* in Chicago, einem gigantischen Treffen von über 50.000 Herz-Kreislauf-Expert:innen. An einem der vielen Stände auf der Industrieausstellung konnte man den eigenen Blutdruck messen lassen. Da

Jeder Tag bietet Ihnen aufs Neue die Chance, bewusster, klarer und mit mehr innerer Freiheit zu leben.

gerade ein Platz frei war, setzte ich mich spontan dazu. Fünf Minuten Ruhe, drei Messungen – und dann die Überraschung: Alle Werte lagen im krankhaften Bereich!

Ich war völlig verdutzt. Bisher hatte ich bei allen Untersuchungen, etwa beim Betriebsarzt, immer perfekte Blutdruckwerte. Und jetzt das? Mein erster Reflex war die berühmte innere Ausrede-Maschine: der Reisestress, die Zeitumstellung, die Übermüdung – lauter plausible, aber letztlich wenig überzeugende Erklärungen. Denn die Messungen waren korrekt durchgeführt, ganz nach Lehrbuch, „lege artis", wie es heißt. Die Zahlen sprachen eine klare Sprache.

Wieder zu Hause angekommen, hätte ich die Gelegenheit gehabt, sofort aktiv zu werden. Aber genau das tat ich nicht. Stattdessen machte ich das, was wir Menschen in solchen Momenten so gut beherrschen: Ich steckte den Kopf in den Sand.

Obwohl die Messwerte aus Chicago eindeutig waren und sich nicht wegdiskutieren ließen, redete ich mir ein, dass das alles nicht zu mir passte. Bluthochdruck? Ich doch nicht! Ich treibe regelmäßig Sport, ernähre mich gesund, ich bin doch eigentlich das Gegenteil eines typischen Risikopatienten! Und so begann eine Phase der Selbstberuhigung durch kreative Ausreden. Mal war es der Stress der

Reise, mal das alte Messgerät meiner Mutter, mal einfach ein „schlechter Tag".

Je tiefer ich in diesem Wunschdenken steckte, desto mehr bemühte ich mich, die Realität durch ständiges Nachmessen zu relativieren. Wenn die Zahlen nicht besser wurden, dann musste es eben an der Technik liegen. Wir sind (oder in diesem Fall: ich bin) wirklich erstaunlich gut darin, unbequeme Wahrheiten zu verbiegen, bis sie einigermaßen in unser (mein) Selbstbild passen.

Erst im Frühjahr 2017, nach zahlreichen Diskussionen und dem beharrlichen Nachbohren meiner Frau, ließ ich mich endlich zu einer Untersuchung bei einem Hypertonie-Spezialisten überreden. Und dort bekam ich es schwarz auf weiß: Die Werte stimmten, die Diagnose war eindeutig: Bluthochdruck. Meine Ausreden hatten ausgedient.

Dabei hätte ich es auch rein statistisch betrachten können: Ich bin ein Mann in der fünften Lebensdekade und damit voll in der Hochdruck-Zielgruppe. Laut einer großen US-amerikanischen Längsschnitt-Studie liegt das lebenslange Risiko, an Bluthochdruck zu erkranken, bei über 83 Prozent für weiße Männer – ein Wert, der unter den aktuellen Grenzwerten von 130/80 mmHg berechnet wurde. Anders gesagt: Die Wahrscheinlichkeit, irgendwann im Leben *keinen* Bluthochdruck zu bekommen, ist deutlich geringer, als ihn zu entwickeln.

SOLCHE ZAHLEN wirken abstrakt, bis man selbst dazugehört. Wäre mir in Chicago jemand mit diesen Statistiken gekommen, hätte ich vermutlich nur gelächelt und gedacht: „Mag ja sein, aber ich bin bestimmt die Ausnahme. Der eine von Sechsen!" Ein Klassiker menschlicher Selbsttäuschung.

Bluthochdruck ist eben nicht nur Folge eines ungesunden Lebensstils, er ist auch ein biologisches Alterungsphänomen. Wie graue Haare, nur unsichtbar und gefährlicher. Denn während graue Haare zwar kosmetisch stören können, erhöht Hypertonie ganz real das Risiko für Herzinfarkt, Schlaganfall oder Nierenschäden. Und das oft lange Zeit ohne Symptome.

Altern im eigenen Takt

Was graue Haare betrifft, kann ich Sie übrigens beruhigen: Sie mögen unser Alter zeigen, doch sie bringen kein zusätzliches Krankheitsrisiko mit sich. Anders sieht es bei anderen sichtbaren Alterszeichen aus. Eine dänische Langzeitstudie aus dem Jahre 2014 mit über 10.000 Teilnehmer:innen hat gezeigt: Menschen mit Falten im Ohrläppchen, Xanthelasmen (gelbliche Fetteinlagerungen um die Augen) oder typischer männlicher Glatzenbildung (z.B. Geheimratsecken) haben ein signifikant höheres Risiko, eine Herzkranzgefäß-Erkrankung zu bekommen – unabhängig vom tatsächlichen Alter, von den Cholesterinwerten oder anderen Risikofaktoren.

Das bedeutet, dass unser Körper manchmal sehr deutliche Warnsignale sendet. Man muss aber genau hinsehen *wollen*. Leider sind andere Anzeichen des Alterns, etwa ein erhöhter Blutdruck, auf den ersten Blick nicht sichtbar. Sie wirken still im Hintergrund, bleiben unbemerkt, solange wir sie nicht aktiv suchen.

Genau deshalb braucht es eine bewusste, systematische Strategie, um diese „unsichtbaren Zeichen" aufzudecken, bevor sie Schaden anrichten. Wie das gelingen kann und warum es so wichtig ist, dabei strategisch vorzugehen, wird noch Thema sein.

ALTERN VERLÄUFT weder im Alters-Simulationsanzug noch im echten Leben nach einem einheitlichen Takt. Ihr Körper ist kein diszipliniert marschierendes Orchester, bei dem alle Systeme im Gleichschritt altern. Vielmehr gleicht der Prozess einem Volkslauf: Manche Organe preschen voran, andere folgen gemächlicher und einige stolpern überraschend früh.

Deshalb ist es so wichtig, regelmäßig innezuhalten, hinzusehen und dort, wo noch nichts sichtbar ist, gezielt nach Anzeichen zu suchen. Denn Altern beginnt leise, oft unbemerkt und deutlich früher, als Sie es gemeinhin wahrnehmen. Schon in der dritten Lebensdekade lassen sich erste Rückgänge beobachten.

Spitzensportler:innen sind ein gutes Beispiel dafür: Balletttänzerinnen erreichen den physischen Höhepunkt meist in ihren frühen Zwanzigern und beenden ihre Karriere oft schon mit Anfang 30. Auch im Profifußball liegt das durchschnittliche Alter für das Karriereende bei Mitte 30. Wenn Ausnahmespieler wie Messi oder Ronaldo noch länger auf Weltklasseniveau performen, geschieht das nur mit extremer Disziplin, gezielter Regeneration und wahrscheinlich einem genetischen Startvorteil.

Die Forschung kann solche Verläufe heute immer präziser nachzeichnen. So zeigt etwa eine aktuelle Studie, dass die biologische Alterung eng mit der Funktion einzelner Organe verknüpft ist, messbar u. a. über die Telomerlänge, einen chromosomalen Marker für zellulären Verschleiß.

Besonders auffällig: Die Nierenfunktion – täglich im Hochleistungsbetrieb und oft unterschätzt – zeigt einen besonders engen Zusammenhang mit kürzeren Telomeren.

Die Niere steht dabei stellvertretend für ein größeres Prinzip: Manche Systeme altern sichtbar und früh, andere lange im Stillen. Und während unser Kalenderalter Jahr für Jahr regelmäßig weiterzählt, verlaufen die inneren Prozesse hochindividuell, asynchron und mit ganz eigenem Tempo.

Kurz gesagt: Altern geschieht nicht in einem großen dramatischen Schub, sondern in vielen kleinen, oft leisen Taktverschiebungen. Je besser wir verstehen, welche Systeme sich wann und wie verändern, desto gezielter können wir eingreifen – nicht um die Zeit aufzuhalten, sondern um sie besser zu nutzen.

Besonders gegen Ende unserer Alterungsreise wird eines klar: Es sind vor allem Muskelkraft und Koordination, die über Unabhängigkeit oder Pflegebedürftigkeit entscheiden. Oder zugespitzt: Spätestens, wenn wir uns nicht mehr eigenständig von der Toilette erheben können, weil die Kraft in den Oberschenkeln fehlt, sind wir auf fremde Hilfe angewiesen.

ALTERN FÜHLT SICH nicht abrupt oder dramatisch an, sondern wie eine langsame Aneinanderreihung von Einschlägen, kleineren Funktionsverlusten in ganz unterschiedlichen Bereichen, zu denen sich erste Diagnosen gesellen (bei mir z. B. die Bluthochdrucks-Diagnose).

Altern ist wie ein Eisberg: Ein kleiner Teil ragt sichtbar aus dem Wasser – graue Haare, Falten. Doch der viel größere Teil bleibt zunächst unsichtbar: Blutdruck, Muskelkraft, Organfunktion, Zellalterung. Die einen erkennt man im

Spiegel, die anderen müssen wir uns sichtbar machen, z. B. durch gezielte (Labor-)Untersuchungen. Doch beide, die sichtbaren und die unsichtbaren Zeichen, erzählen dieselbe Geschichte: vom Wandel, der nicht aufzuhalten, aber sehr wohl zu beeinflussen ist.

Viktor Frankl hat es treffend formuliert: „Vergänglichkeit ist im Grunde ein einziger Ansporn zur Verantwortlichkeit." Altern fordert uns körperlich, geistig und emotional heraus. Aber gerade in dieser Herausforderung liegt auch die Chance dafür, dass wir bewusster leben, den eigenen Kurs hinterfragen und nicht nur passiv altern, sondern Verantwortung für die eigene Alterungsreise übernehmen. Doch um Verantwortung übernehmen zu können, müssen wir zuerst verstehen, womit wir es überhaupt zu tun haben. Altern ist kein homogener Vorgang, sondern ein komplexes Zusammenspiel sichtbarer und unsichtbarer Veränderungen. Und nicht jeder Mensch altert gleich. Warum also scheint die eine mit 70 noch voller Energie zu stecken, während der andere sich mit 50 schon müde fühlt?

Wer sich auf die Reise des Alterns begibt, sollte wissen, in welchem Terrain er unterwegs ist und wo Herausforderungen zu erwarten sind. Genau dort knüpft das folgende Kapitel an.

SHORTCUT

Altern als leiser Prozess

Es beginnt oft früher als gedacht und verläuft in kleinen, kaum merklichen Schritten, lange bevor äußere Merkmale sichtbar werden.

Jeder altert anders

Ihre Organe und Systeme haben unterschiedliche biologische „Tempi". Manche altern still und früh, andere bleiben lange stabil. Wenn Sie dieses individuelle Muster verstehen, ist das der Schlüssel zu gezielter Prävention.

Das Altern mitgestalten

Durch Lebensstil, bewusste Entscheidungen und regelmäßige Selbstbeobachtung können Sie Einfluss nehmen – nicht auf das Ob, aber auf das Wie des Alterns.

Risiken im Verborgenen

Viele Altersveränderungen, etwa Bluthochdruck oder schwindende Nierenfunktion, sind nicht unmittelbar spürbar. Sie müssen gezielt erkannt werden, bevor sie Schaden anrichten können.

Altern als Verantwortung

Wie Viktor Frankl sagt: „Vergänglichkeit ist ein Ansporn zur Verantwortlichkeit.“ Altern ist mehr als Verfall. Es ist auch eine Einladung zu Reife, Klarheit und Gestaltung.

Biologisches Alter. Die wichtigsten Alterungstypen

IM MÄRZ 2024 hatte ich die Gelegenheit, am *Intensive Course on Healthy Longevity* der *National University of Singapore* (NUS) teilzunehmen. Ähnlich wie Deutschland steht auch Singapur vor einer massiven demografischen Herausforderung: Die Geburtenrate ist dort mittlerweile auf unter ein Kind pro Frau gesunken (in Deutschland liegt sie bei etwa 1,3). Die Regierung reagiert mit gezielten Maßnahmen, um die Gesellschaft auf ihre rapide Alterung vorzubereiten. Kein Wunder also, dass „gesundes Altern" auch an der renommierten Universität NUS ein zentrales Forschungsthema ist.

Zur einwöchigen Veranstaltung waren einige der weltweit führenden Wissenschaftler:innen aus dem Bereich Langlebigkeit eingeladen. Bereits am ersten Tag stand ein Begriff im Mittelpunkt, der in der internationalen Alterungsforschung als zentral gilt: die sogenannten *Hallmarks of Aging*. Diese Kennzeichen oder Merkmale des Alterns wurden vom spanischen Biologen Carlos López-Otín und seinen Co-Autoren 2013 erstmals systematisch beschrieben. Zunächst waren es neun Hallmarks oder Merkmale, später wurden sie auf zwölf erweitert.

Es handelt sich dabei um grundlegende biologische Prozesse wie Veränderungen an unserer Erbinformation (DNA-Schäden, Telomerverkürzung), Schäden an unseren zellulären Kraftwerken, den Mitochondrien, oder chronische Entzündungsreaktionen, die in der Zusammenschau erklären sollen, warum und wie unser Körper altert.

Was die Vorträge und Diskussionen in Singapur besonders deutlich machten: Die Wissenschaft versteht inzwischen erstaunlich gut, was auf molekularer und zellulärer Ebene beim Altern geschieht. Doch gezielte medizinische Interventionen für jedes einzelne dieser Merkmale stehen leider noch aus. Das heißt aber nicht, dass Sie untätig bleiben müssen. Im Gegenteil: Es gibt bereits heute eine Reihe gut belegter, oft erstaunlich einfacher Strategien, die auf mehrere dieser Alterungsprozesse gleichzeitig wirken. Diese zentralen Handlungsfelder habe ich für Sie in der Abbildung auf S. 47 zusammengefasst.

Vielleicht fragen Sie sich nun: „Was bringt es mir konkret, wenn ich diese Empfehlungen umsetze?“ Oder: „Wie kann ich überprüfen, ob sie bei mir wirklich einen Effekt zeigen?“

Das sind entscheidende Punkte. Denn Ihr Geburtsdatum verrät Ihnen zwar, wie lange Sie auf dieser Welt sind, nicht aber, wie Sie gealtert sind. Zwei Menschen mit demselben chronologischen Alter können sich in ihrem Gesundheitszustand, ihrer Leistungsfähigkeit und Krankheitsanfälligkeit dramatisch unterscheiden, genau wie ich es bei mei-

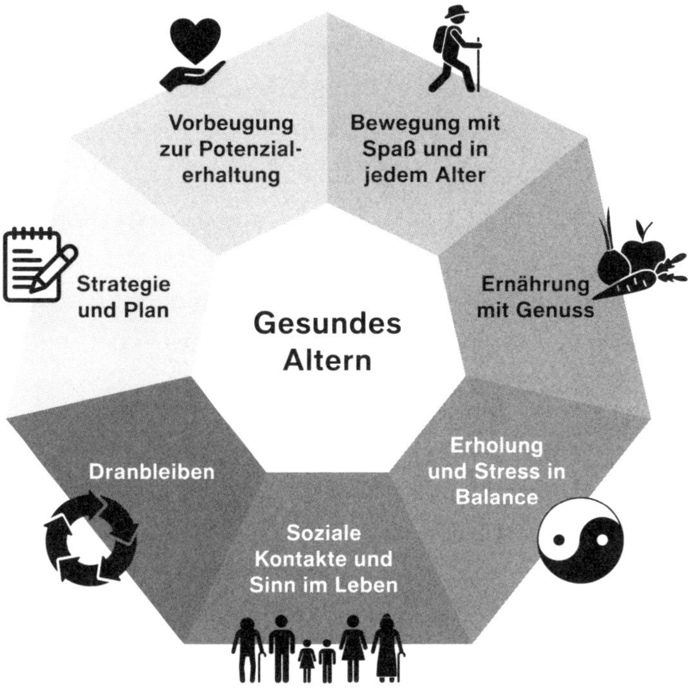

Überblick über Ihre zentralen Handlungsfelder für gesundes Altern

nem 40-jährigen Klassentreffen beobachten konnte. Hier setzt ein zentrales Konzept der modernen Alterungsforschung an: das biologische Alter.

Healthspan – Ihr nutzbares biologisches Alter

Das biologische Alter ist eine Schätzung und soll beschreiben, wie alt Ihr Körper wirklich ist – nicht nach Geburtsdatum, sondern danach, wie gut Ihre Organe, Zellen und Körpersysteme funktionieren. Es berücksichtigt, wie stark Prozesse des Alterns Ihren Körper bereits beeinflusst haben, z. B. durch Veränderungen an Ihrer Erbinformation wie etwa kürzere Telomere, eine schwächere Zellenergie (Mitochondrien), chronische Entzündungen oder Abbau von Muskel- und Stammzellen.

Während das chronologische Alter einfach zählt, wie viele Jahre Sie gelebt haben, zeigt das biologische Alter, wie fit und belastbar Ihr Körper ist bzw. welches Potenzial Ihnen für Ihre Zukunft noch zur Verfügung steht. Dabei gewinnt ein weiterer Begriff zunehmend an Bedeutung: die sogenannte *Healthspan*, also jene Zeitspanne im Leben, in der wir uns körperlich und geistig gesund fühlen, aktiv sind und unser Leben selbstbestimmt gestalten können. Anders als die reine Lebenserwartung sagt der Begriff Healthspan etwas darüber aus, wie viele der uns verbleibenden Lebensjahre wir tatsächlich in guter Verfassung verbringen können, ohne größere Einschränkungen oder chronische Erkrankungen.

Die Abbildung auf S. 49 illustriert den Unterschied zwischen chronologischem und biologischem Alter und zeigt, was es mit der Healthspan auf sich hat. Zwei Szenarien sind dafür exemplarisch dargestellt: zwei Menschen (A und B), die beide 60 Jahre alt sind – zumindest auf dem Papier. Doch obwohl die beiden Personen dasselbe chronologische Alter haben, ist ihre gesundheitliche Verfassung sehr unterschiedlich.

1. **Person A (günstiger Verlauf)**

   Person A ist zwar chronologisch 60 Jahre alt, aber ihr Körper ist biologisch jünger, eher wie 50 – fit, aktiv, leistungsfähig. Die kommenden Jahre kann diese hypothetische Person A voraussichtlich länger bei guter Gesund-

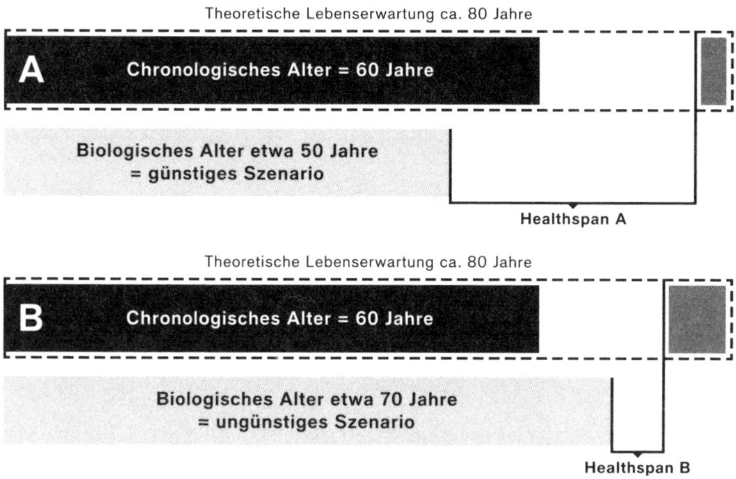

Unterschied zwischen chronologischem und biologischem Alter

heit verbringen. Man spricht hier von einer langen Healthspan, also von vielen gesunden Lebensjahren. Am Ende des Lebens muss sich jeder mit Krankheiten herumschlagen, die dann irgendwann auch zum Tode führen. Das soll durch die dunkelgraue Fläche ganz rechts symbolisiert werden.

2. **Person B (ungünstiger Verlauf)**
   Auch diese Person ist chronologisch 60 Jahre alt, aber ihr biologisches Alter liegt näher an 70. Vielleicht machen sich erste Abbauvorgänge bemerkbar, Übergewicht hat sich eingestellt oder die Energie lässt einfach nach. Die Healthspan von Person B ist kürzer, obwohl die Lebenserwartung gleich bleibt. Besonders unangenehm: Der Zeitraum, der von Gebrechlichkeit gekennzeichnet ist, und in dem akute oder chronische Krankheiten ihren Tribut fordern, erscheint verlängert.

Was bedeutet das für Sie?

Nicht die Zahl der chronologischen Jahre zählt, sondern wie viele davon Sie gesund, mobil und selbstbestimmt erleben können. Genau darum geht es beim Konzept der „Healthspan“. Es hilft Ihnen, sich auf das zu konzentrieren, was wirklich zählt: *mehr gesunde* Lebensjahre statt lediglich *mehr* Lebensjahre.

In beiden in der Abbildung auf S. 49 gezeigten theoretischen Szenarien findet sich am Ende des Lebens eine Phase, in der Gebrechlichkeit eintritt. Doch für Person A ist dieser Abschnitt verkürzt: also komprimiertes Leiden in einer kurzen Phase am Lebensende.

Ein idealtypisches Szenario, gewiss, aber kennen wir nicht alle solche Menschen? Ich erinnere mich gerne an meinen Schwiegervater, Jahrgang 1928, er hat ein aktives Leben geführt, und wir haben viele Wanderungen, Konzert- und Museumsbesuche zusammen unternommen. Seine Begeisterung für Natur und Bewegung hat ihn noch im Alter von 89 Jahren (!) eine mehrwöchige Hütten-Wanderung über die Alpen erleben lassen. Erst während der Corona-Pandemie traten verschiedene altersbedingte Komplikationen auf, die schließlich, wenige Jahre nach seiner Alpenüberquerung, zum Tode führten. Klingt unglaublich und ist sicher ein Ausnahmebeispiel, macht aber deutlich, dass die idealtypische Darstellung in der Abbildung nicht nur pure Theorie bleiben muss.

Doch leider ist oft das Gegenteil die Realität, nicht nur in Einzelfällen. Zwei globale Analysen (2021, 2024) zeigen: Die Kluft zwischen dem, was wir als „Lebenserwartung“ bezeichnen, und den tatsächlich gesunden Jahren nimmt zu.

Forscher an der Harvard-Universität haben errechnet, dass im weltweiten Durchschnitt jeder Mensch heute ein ganzes Jahrzehnt an möglicher gesunder Lebenszeit oder Healthspan verliert.

Das bedeutet: Statt diese Jahre in körperlicher und geistiger Vitalität zu erleben, verbringen wir sie mit Einschränkungen, Schmerzen oder chronischen Erkrankungen. Besonders betroffen sind Frauen. Sie leben zwar statistisch länger, doch diese zusätzlichen Jahre sind oft stärker von Krankheit geprägt. Das liegt u. a. daran, dass sich mit dem Eintritt in die Menopause das Herz-Kreislauf-Risiko von Frauen dem der Männer angleicht, ein Umstand, der in der medizinischen Versorgung bis heute zu wenig berücksichtigt wird. Zudem sind Frauen häufiger von chronisch entzündlichen Erkrankungen betroffen, was ihre gesunden Lebensjahre zusätzlich verkürzt.

ES IST EINE STILLE Krise, die nicht nur Länder mit schwachen Gesundheitssystemen betrifft. Im Gegenteil: In wohlhabenden Regionen wie den USA, Australien oder auch im deutschsprachigen Raum ist die Lücke zwischen chronologischer Lebenserwartung und gesunden Jahren mit am größten – teilweise über zwölf Jahre. Die Ursachen sind vielfältig, aber Bewegungsmangel, Fehlernährung und die globale Übergewichtspandemie oder unser Verlangen, Kalorien lieber über stark verarbeitete Lebensmittel statt über nährstoffreiche Kost aufzunehmen, tragen einen Löwenanteil zu dieser Misere bei. Die zentrale Erkenntnis daraus: Unser Ziel sollte nicht nur sein, lang zu leben, sondern gut zu leben. Mit möglichst vielen Jahren, in denen wir uns gesund, beweglich, wach und selbstbestimmt fühlen.

Die gute Nachricht lautet: Sie können selbst etwas tun. Und es ist einfacher, als Sie vielleicht denken.

Wie können Sie Ihr biologisches Alter „messen"?

Das sogenannte biologische Alter lässt sich, ähnlich wie Ihre Healthspan, nicht exakt bestimmen, wohl aber mit verschiedenen Verfahren abschätzen. Fachleute sprechen dabei von unterschiedlichen „biologischen Uhren", die jeweils auf andere Merkmale unseres Körpers oder Stoffwechsels zurückgreifen:

- Molekulare biologische Uhren messen z. B. die DNA-Methylierung („epigenetische Uhren") oder die Länge der Telomere. Diese bereits erwähnten Schutzkappen am Ende unserer Chromosomen speichern unsere Erbinformation und verkürzen sich im Laufe des Lebens.
- Körperliche biologische Uhren orientieren sich an funktionellen Kennwerten wie etwa Griffkraft, Ausdauerleistung, Lungenfunktion oder Laborwerten zur Leistung der Nieren.
- Kombinationsuhren integrieren mehrere Informationsquellen, z. B. Fragebögen zur Gebrechlichkeit, Daten zur Ernährung, Laborwerte oder funktionelle Tests.

Diese biologischen Uhren ermöglichen häufig eine realistischere Einschätzung von Krankheitsrisiken, Gebrechlichkeit oder auch Lebenserwartung als das rein chronologische Lebensalter entsprechend Ihrem Geburtsdatum.

Ein Beispiel soll Ihnen im Folgenden verdeutlichen, wie die Abschätzung Ihres biologischen Alters funktioniert, z. B. über ihre körperliche Leistungsfähigkeit. Stellen Sie sich vor, Sie hätten Zugriff auf eine große Datenbank mit Laufzeiten für eine 1-Kilometer-Strecke, erhoben unter Tausenden Menschen unterschiedlichen Alters über viele Jahre hinweg. Für jede Altersgruppe könnten Sie nun Durchschnittswerte und Streuungen der 1-Kilometer-Laufzeiten berechnen. Nehmen wir weiters an, Sie sind ein besonders sportlicher 70-Jähriger und könnten die 1-Kilometer Distanz so schnell laufen wie der Durchschnitt der 60-Jährigen. Dann könnte man sagen: Ihr biologisches Alter liegt – zumindest in Bezug auf die Kennzahl „1-Kilometer-Laufzeiten" – bei etwa 60 Jahren. Man könnte Sie damit biologisch als zehn Jahre „jünger" beschreiben, als es Ihr Geburtsdatum vermuten lässt.

Dieses Beispiel zeigt aber auch die Schwierigkeit solcher Schätzungen auf: Vielleicht sind Sie als Läufer in Topform, haben aber eine unterdurchschnittliche Griffkraft, ein anderer Marker, der ebenfalls zur Beurteilung des biologischen Alters herangezogen werden kann. Dann würde Ihr biologisches Alter, abgeschätzt anhand der Messgröße „Griffkraft", über 70 liegen. Das biologische Alter ist also immer relativ zur Messmethode zu sehen und kann je nachdem unterschiedlich ausfallen. Deshalb ist es sinnvoll, nicht nur auf eine einzelne Kennzahl zu schauen, sondern mehrere Aspekte bzw. „Uhren" gleichzeitig zu erfassen.

Studien zeigen: Wer bei funktioneller Fitness und bestimmten Biomarkern gut dasteht, hat meist auch ein geringeres Risiko für altersbedingte Erkrankungen, Gebrechlichkeit und sogar einen früheren Tod. Deshalb empfehlen Fachleute inzwischen, sowohl in der Forschung als auch in der ärztlichen Praxis mehrdimensionale Verfahren zur Abschätzung des biologischen Alters zu nutzen.

Überblick über verschiedene „Aging Clocks“ – biologische Altersuhren

Biologische Uhren (ausgewählte Beispiele)	Wie funktioniert die „Uhr“?	Kommentar
Epigenetische Uhren (z. B. Horvath Clock, DunedinPACE)	Veränderungen an unserer Erbinformation, z. B. DNA-Methylierungsmuster werden analysiert: An bestimmten Stellen in unserer Erbinformation werden mit zunehmendem Alter chemische CH3-(Methyl)Gruppen angehängt oder entfernt, sodass die betroffenen Genabschnitte leichter oder schwerer abgelesen werden können. Aus diesen Methylierungsmustern kann man auf ein biologisches Alter schließen.	Meist werden Blutproben untersucht. Es stellt sich die Frage, ob dieser Ansatz auch für andere Gewebe, etwa das Gehirn, eine Aussage erlaubt. Es ist außerdem unklar, inwieweit Methylierungsmuster Alterungsvorgänge nur anzeigen oder auch beeinflussen.
Phänotypische/ klinische Uhren	Viele Messwerte (z. B. Bauchumfang) oder auch Laborwerte werden über längere Zeiträume analysiert, was es möglich macht, zu verstehen, welche Konstellationen mit einem früheren Versterben oder größerem Krankheitsrisiko verbunden sind. Zu diesen Messwerten zählt u. a. auch das im Text genannte Griffkraft-Beispiel.	In Deutschland gibt es z. B. die PROCAM-Studie, die Menschen über Dekaden hinweg wiederholt getestet hat und als Grundlage für eine solche „Uhr“ genutzt werden kann.
Proteomische Uhren	Proteomische Altersuhren messen Eiweißstoffe in unserem Körper. Sie sind eine Weiterentwicklung gegenüber den o.g. einfacheren, klinisch-phänotypischen oder genetischen Alterungsuhren, da sie a) viele Marker parallel testen und b) die menschliche Biologie damit näher am wahren Leben beschreiben.	Proteomische Altersuhren sind derzeit vor allem Forschungstools: Die komplexe Datenerhebung und Analyse ist technisch aufwendig und aktuell (noch) nicht für den Endverbrauchermarkt geeignet.

Biologische Uhren (ausgewählte Beispiele)	Wie funktioniert die „Uhr"?	Kommentar
Telomer-basierte Uhren	Telomere sind eine Art Schutzkappe, die die Enden unserer Erbinformation schützen. Bei jeder Zellteilung geht ein Teil davon verloren, aber auch Stress oder Entzündungsreaktionen im Körper beschleunigen das Verkürzen.	Die Telomerlänge korreliert weniger gut mit Alter und Gebrechlichkeit oder Krankheitsrisiken als andere biologische Uhren.
Transkriptomische Uhren	Unsere Geninformation wird regelmäßig abgelesen (DNA > RNA) und die abgelesenen Gene variieren mit dem biologischen Alter.	Höhere Variabilität als andere biologische Uhren, u.a. durch Krankheitsprozesse und Umweltbedingungen.

Die Übersicht in der Tabelle stellt Ihnen eine ganze Reihe solcher Methoden zur Abschätzung des biologischen Alters vor. Sie werden als „biologische Uhren“ bezeichnet, daher auch der Titel der Tabelle. Denken Sie dabei aber bitte nicht an eine präzise Schweizer Uhr, sondern eher an eine Sammlung wild durcheinandertickender Küchenuhren. Keine zwei zeigen exakt dasselbe Alter an, jede hat ihre Macken, aber zusammen ergeben sie ein erstaunlich brauchbares Bild. Und auch wenn sie jeweils nur einen Ausschnitt unseres Gesamtzustands abbilden, haben sie dennoch einen großen praktischen Wert: Sie helfen dabei, Risikobereiche zu erkennen und individuelle Handlungsfelder zu identifizieren.

Wer z.B. bei der Griffkraft deutlich unter dem Durchschnitt liegt, sollte gezielt an seiner (Gesamt-)Muskelkraft arbeiten. Wer bei der Ausdauerleistung altersuntypisch stark abbaut, kann mit regelmäßigem Training gegensteuern. Und wer bei funktionellen Tests – etwa beim Aufstehen von einem Stuhl oder beim Gehtempo – schlecht abschneidet, sollte prüfen, ob beeinflussbare Faktoren wie Bewegungsmangel, Ernährung oder Medikamente eine Rolle spielen.

Wenn Sie hier rechtzeitig gegensteuern, können Sie wichtige Fähigkeiten länger erhalten und einem vorzeitigen Verlust Ihrer Selbstständigkeit entgegenwirken. An diesem Punkt setzen die sogenannten „Alterungstypen" an: Sie fassen typische Muster zusammen, wie Menschen unterschiedlich altern, zeigen also, welche Systeme bei wem besonders stark betroffen sind, wo die Schwächen liegen und wie man gezielt gegensteuern kann.

Welcher individuelle Alterungstyp „liegt" Ihnen?

Nicht jeder Mensch altert gleich, und das gilt nicht nur für das sichtbare Altern, sondern auch für die Prozesse im Inneren des Körpers. In der Alterungsforschung lassen sich zunehmend zwei Perspektiven unterscheiden, die unterschiedliche Blickwinkel auf den individuellen Alterungsverlauf ermöglichen:

A: Innere Perspektive

Biochemische Alterungstypen

Epigenetischer Typ: Gekennzeichnet durch beschleunigte Veränderungen an der Erbinformation, z. B. DNA-Methylierungsmuster, die mit einem höheren biologischen Alter assoziiert sind.

Metabolischer Typ: Gekoppelt an typische Veränderungen im Zucker- und Fettstoffwechsel, etwa Insulinresistenz, erhöhte Blutfette oder Fettlebermarker.
Immunologisch/entzündlicher Typ („Inflammaging"): Gekennzeichnet durch ein dauerhaft aktiviertes Immunsystem mit erhöhten Entzündungsmarkern wie IL-6 oder TNF-alpha.
Lebertyp: Zeigt sich in veränderten Leberenzymen, Entgiftungskapazitäten oder Gallensäureprofilen.
Nierentyp: Frühe Veränderungen in Nieren-Filtrationswerten oder Biomarkern der Nierenfunktion.
Mikrobiom-assoziierter Typ: Altersabhängige Veränderungen der Darmflora, die systemische Entzündungen und Stoffwechselprozesse mitsteuern können.

B: Externe Perspektive
Körperlich-funktionelle Alterungstypen

Kardiovaskulärer Typ: Diese Menschen scheinen schneller zu altern, weil sie Auffälligkeiten in ihrem Herz-Kreislauf-System aufweisen (z. B. Bluthochdruck, Arterienverkalkung). Häufig sind enge Verwandte bereits im frühen Lebensalter (z. B. vor dem 55. Lebensjahr) an einem Herzinfarkt oder einem Schlaganfall erkrankt.
Bewegungsarmer Typ: Menschen dieses Typus scheinen schneller zu altern, weil ihnen Stoffwechselkrankheiten zusetzen und sie u. a. durch ihr Übergewicht belastet sind.
Sarkopenisch-gebrechlicher Typ: Zunehmende Muskelschwäche und körperliche Gebrechlichkeit stehen im Vordergrund.
Neurodegenerativer Typ: Es zeigt sich ein altersbedingter Abbau, der vor allem mit Veränderungen im Nerven-

system einhergeht (z. B. leichte Einschränkung von Gedächtnis- und Denk-Funktion, frühe Demenz-Formen, Parkinsonsche Krankheit).

Multimorbidität-assoziiertes Altern: Gleichzeitiges Auftreten von zwei oder mehr chronischen Erkrankungen, z. B. Adipositas, Angststörungen, Arthrose, Bluthochdruck, chronische Bronchitis bzw. COPD, chronische Einschränkungen der Nieren- oder Leberfunktion, Demenz, Depression, Diabetes mellitus Typ 2, Herzinsuffizienz, Hyperlipidämie, koronare Herzkrankheit sowie Rheumatoide Arthritis, um nur die wichtigsten zu nennen. Diese Krankheitsbilder betreffen unterschiedliche Organsysteme, etwa das Herz-Kreislauf-System, die Lunge, das Nerven- und Stoffwechselsystem, und sind nicht selten funktionell miteinander verflochten.

Krebs-assoziierter Typ: Eine Krebserkrankung steht im Vordergrund und scheint den Alterungsprozess zu beschleunigen.

Eine Limitation dieser Kategorisierung liegt in ihrer oberflächlichen Betrachtung. Zugrunde liegende Ursachen, wie sie vielleicht über veränderte Blutmarker erfassbar wären, werden möglicherweise nicht berücksichtigt.

Man darf sich diese Kategorisierungen nicht als streng getrennte Gruppen vorstellen. Vielmehr gibt es zahlreiche Mischtypen und Übergänge zwischen diesen beiden holzschnittartigen Vereinfachungsperspektiven. Meiner Meinung nach sind diese Einteilungen auch nur dann sinnvoll, wenn man ihnen einen Zieltypus gegenüberstellt – einen resilienten Alterungstypus.

Jetzt fragen Sie sich bestimmt: Welcher Typus passt zu mir? Der folgende Selbsttest hilft Ihnen bei der Einordnung.

Selbsttest

Bitte beantworten Sie jede Frage möglichst spontan. Sollte eine Frage auf Sie nicht zutreffen, fahren Sie bitte einfach mit der nächsten Frage fort.

A: Innere Perspektive

Biochemische/systemische Hinweise

1. Wurde Ihr biologisches Alter mittels einer Blutuntersuchung (z. B. genetische Untersuchung) bestimmt und es zeigte sich ein fortgeschrittenes Alter größer als Ihr chronologisches Alter?
2. Gibt es bei Ihnen einen/mehrere abnormale Werte für Nüchternblutzucker und/oder HbA1c und/oder Blutfette (z. B. LDL)?
3. Weisen Sie erhöhte Entzündungswerte in Ihrem Blut (z. B. CRP, IL-6) auf?
4. Sind Ihre Leber-Laborwerte auffällig (z. B. erhöhte Leberenzyme im Plasma, etwa gGT, GOT, GPT)?
5. Zeigen Ihre Nierenfunktionswerte eine eingeschränkte Nierenfunktion an (z. B. erhöhte Kreatininkonzentration im Plasma) oder eine verringerte Nierenfunktion (z. B. erniedrigte Kreatinin-Clearance = eGFR)?
6. Erbrachte eine Stuhluntersuchung auffällige Befunde in Bezug auf Ihre Darmflora (Dysbiose)?

B: Funktionelle/offensichtliche Merkmale

1. Haben Sie Herz-Kreislauf-Probleme wie Bluthochdruck oder Gefäßverengungen und/oder Herzinfarkt oder Schlaganfall (auch bei nahen Verwandten wie Mutter/Vater/Geschwister)?

2. Schaffen Sie es *nicht*, pro Woche mind. 150 Minuten Bewegung in Ihren Alltag zu integrieren? Liegt Ihr Body-Mass-Index = Gewicht in kg/(Größe in cm)^2 über 25?
3. Haben Sie im Verlauf der letzten fünf Jahre mehr als 10 Prozent Ihrer maximalen Muskelkraft verloren? (Wenn Sie vor fünf Jahren noch 50 Liegestützen gerade so geschafft haben und heute bereits bei 30 die weiße Fahne schwenken, sollten Sie hier einen Punkt addieren.)
4. Bemerken Sie oder andere bei Ihnen Gedächtnisprobleme und/oder nachlassende geistige Funktionen?
5. Haben Sie zwei oder mehr chronische Erkrankungen (z. B. Adipositas, Angststörungen, Arthrose, Bluthochdruck, chronische Bronchitis bzw. COPD, chronische Einschränkungen der Nieren- oder Leberfunktion, Demenz, Depression, Diabetes mellitus Typ 2, Herzinsuffizienz, Hyperlipidämie, koronare Herzkrankheit, Rheumatoide Arthritis)?
6. Wurde bei Ihnen eine Krebserkrankung diagnostiziert?

Auswertung:

Jede Ja-Antwort ergibt einen Punkt. Summieren Sie Ihre Punkte für Teil A und Teil B.

Teil A ≥ 3 & Teil B ≥ 3: Biochemisch und funktionell auffälliger Alterungstyp. Es besteht entsprechender Handlungsbedarf.

Teil A ≥ 3 & Teil B < 3: Biochemische Alterung messbar. Prävention ist bereits sinnvoll.

Teil A < 3 & Teil B ≥ 3: Erste Organsysteme sind betroffen, biochemisch (noch) weniger auffällig – jetzt ist der richtige Zeitpunkt, gegenzusteuern.

Teil A < 2 & Teil B < 2: Keine klaren Hinweise. Ihr aktueller Zustand ist stabil, bleiben Sie aktiv und aufmerksam.

WARUM KÖNNTE ES für Sie nun sinnvoll sein, all diesen Aufwand zu betreiben und sich mittels einer biologischen Uhr zu untersuchen oder Ihren Alterungstypus zu bestimmen? Sie haben in diesem Kapitel gelernt, dass Altern kein starrer, unvermeidlicher Prozess ist und Ihr biologisches Alter oft mehr über Ihren Gesundheitszustand aussagt als das Datum in Ihrem Pass. Es verrät, wie gut Ihr Körper funktioniert, wie vital Ihre Organe sind und wie viele gesunde Lebensjahre Sie noch vor sich haben könnten.

Das Entscheidende ist: Die biologische Uhr ist beeinflussbar. Sie können durch bewusste Entscheidungen im Alltag, durch Bewegung, Ernährung, Regeneration, soziale Verbundenheit und geistige Neugier aktiv darauf einwirken. All das wirkt wie eine Art regelmäßiges Einzahlen auf Ihr persönliches Healthspan-Konto, ein Konto, das Ihnen später Lebensqualität, Selbstständigkeit und Lebensfreude zurückzahlt.

Doch wie finden Sie im Dschungel von Gesundheitsversprechen, Nahrungsergänzungsmitteln, Biohacks und Lifestyle-Trends den Weg, der wirklich zu Ihnen passt und der wirklich wirkt? Im nächsten Kapitel trennen wir Sinn von Unsinn. Wir schauen uns an, was wissenschaftlich belegt ist und wo Sie sich Zeit, Geld und Nerven sparen können.

SHORTCUT

Es gibt nicht nur eine „Alterungsuhr"

Biologisches Alter kann auf unterschiedlichen Ebenen gemessen werden, z. B. anhand von Blutwerten, epigenetischen Markern oder körperlicher Leistungsfähigkeit. Zusammen ergeben sie ein aussagekräftiges Bild.

Biologisches Alter schlägt Geburtsdatum

Entscheidend ist nicht, wie alt Sie laut Geburtsurkunde sind, sondern wie jung Ihr Körper tatsächlich „funktioniert".

Healthspan zählt
Nicht die Anzahl der Jahre ist entscheidend, sondern wie viele davon Sie gesund, selbstbestimmt und aktiv verbringen können.

Ihre biologische Uhr ist beeinflussbar
Altern ist kein starres Schicksal. Durch Lebensstil, Bewegung, Ernährung, Schlaf und soziale Faktoren lässt sich das biologische Altern spürbar verlangsamen.

Alterung ist individuell
Jeder altert anders. Manche spüren zuerst den labilen Stoffwechsel, andere ihre schrumpfenden Muskeln oder das Immunsystem. Ihren persönlichen Alterungstyp zu kennen, hilft, gezielter gegenzusteuern.

Selbsttests helfen beim Einordnen
Mit einfachen Fragen und Beobachtungen können Sie Hinweise auf Ihren biologischen Zustand und Ihre Risikobereiche erhalten – als Ausgangspunkt für Veränderung.

TEIL II

WIE SIE IHRE BIOLOGISCHE UHR EFFEKTIV ZURÜCKDREHEN

In diesem Kapitel wagen wir ein Gedankenexperiment: Wir betrachten Ihre Gesundheit als Vermögen, in das Sie klug investieren können. Gemeinsam entwickeln wir ausgehend von Ihrem Healthspan-Kontostand Ihre persönliche Gesundheits-Investitionsstrategie.

Wie zahlen Sie effektiv auf Ihr Healthspan-Konto ein?

IM MÄRZ 2025 fand in München die „Turn around aging Conference" statt. Zwei Tage lang gab es Parallelvorträge in einem großen Vortragsraum und Arbeitssessions, in denen bestimmte Themen vertieft wurden (z. B. Fitness-Tracker). Ein Hauptvortrag beschäftigte sich mit der Anwendung von Blutreinigungsverfahren. Dazu wird einem Menschen Blut entnommen, über einen Filter geführt und so von vermeintlichen Schadstoffen gereinigt, zusätzlich erwärmt sowie mit Sauerstoff angereichert und anschließend wieder in den Menschen übertragen.

Ich hatte in meiner Zeit als Intensivmediziner mit Blutfiltrationsverfahren zu tun, z. B. bei Patient:innen, deren Leber oder Nieren die Entgiftungsfunktion nicht mehr bewerkstelligen konnten und denen diese Filtrationsverfahren halfen, die Zeit zu überbrücken, bis das geschädigte Organ sich erholt hatte oder ein Transplantat verfügbar war. Solche Verfahren finden auch bei Vergiftungen oder beim

Zerfall von Körperzellen Anwendung – also alles hochdramatische Situationen. Ich war als behandelnder Arzt sehr froh, dass es solche lebensrettenden Verfahren gibt.

Umso überraschter war ich, dass diese Verfahren – noch dazu in einer verschärften Variante mit Blutbeheizung und Sauerstoff-Begasung – nun auch Eingang in die Longevity-Welt gefunden haben. Dabei muss man sich vor Augen führen, dass diese Verfahren keinesfalls harmlos sind, denn das Blut wird entnommen und über Plastikfilter geleitet, was Abwehrzellen oder die Blutgerinnung aktivieren kann. Auch eine Verunreinigung mit Bakterien ist eine mögliche schwerwiegende Komplikation eines solchen Verfahrens. Ich fragte mich beim Zuhören, was denn überhaupt konkret aus dem Blut entfernbar ist, um damit einen Effekt auf die Alterung zu erzeugen.

Ich hatte den eigentümlichen Vortrag schon fast vergessen, als ein Freund mir vier Monate später folgende Pressemitteilung zuspielte: „Schwerer Zwischenfall in Verjüngungsklinik in Wien: Patient im Koma“. Laut dem Bericht war der Patient einer „Longevity-Blutreinigungsbehandlung“ unterzogen worden, um seine Alterung zu verlangsamen. Am Ende des Presseberichtes hieß es dann: „Solche tragischen Vorfälle unterstreichen, wie wichtig es ist, dass medizinische Behandlungen auf wissenschaftlicher Evidenz beruhen.“

WAS IST HIER mit dem Begriff „Evidenz“ gemeint? Alex Edmans hat es in seinem 2024 erschienenen Buch „May contain lies: How stories, statistics and studies exploit our biases – and what we can do about it“ ausgeführt. Wenn man von Evidenz spricht, meint man gut überprüfte Informationen oder Forschungsergebnisse, die als Beleg dafür dienen können, dass ein Medikament, eine Maßnahme oder eine Therapie tatsächlich wirksam ist.

In der Medizin entsteht Evidenz nicht zufällig, sondern durch einen klar strukturierten Prozess: Am Anfang steht eine gezielte medizinische Frage, z. B.: Hilft ein neues Medikament gegen Bluthochdruck? Danach werden passende Beobachtungen, Experimente oder sogar Studien an Menschen geplant und durchgeführt, um diese Frage zu beantworten. Sie laufen nach klaren wissenschaftlichen und ethischen Regeln ab.

Die Ergebnisse werden dann sorgfältig geprüft, bewertet und – wenn möglich – mit anderen Studienergebnissen zu sogenannten Metaanalysen zusammengefasst. Je besser die Untersuchungen (also Beobachtung, Experiment oder Studie) gemacht sind und je mehr Daten in dieselbe Richtung zeigen, desto stärker ist dann die Evidenz für eine bestimmte Fragestellung.

Man kann es auch so formulieren: Evidenz ist der Unterschied zwischen „X hat bei mir/einem Menschen funktioniert“ und „X funktioniert nachweislich bei vielen – unter kontrollierten Bedingungen“. Eine reine Aussage zu „X“, die Sie in einem Blog, Social-Media-Post oder Buch lesen, repräsentiert also noch keine Tatsache.

Auch eine Tatsache (wenn z. B. eine Influenzerin schreibt: „X hat bei mir funktioniert“) ist allenfalls als Anekdote zu bewerten und lässt sich meist durch mehr als einen Faktor (z. B. auch durch die pure Erwartung einer Wirkung, also den Placeboeffekt) erklären. Auch viele Anekdoten stellen noch keine ausreichende Datenbasis dar. Erst wenn eine Hypothese mittels eines Experiments, das bestimmte methodische Voraussetzungen erfüllt, bestätigt wird, nähern wir uns der Evidenz.

Warum ist es so wichtig, nach Evidenz zu suchen?

Wenn wir heute über Evidenz sprechen, meinen wir verlässliche wissenschaftliche Hinweise darauf, dass etwas wirkt – unter realen Bedingungen, wiederholbar und nachvollziehbar und vielleicht sogar gegen ein Placebo getestet. Das war nicht immer selbstverständlich.

Ein berühmtes Beispiel stammt aus dem 18. Jahrhundert: Skorbut, eine damals weitverbreitete Krankheit bei Seeleuten, führt zu Zahnverlust, Muskelschwäche und oft zum Tod. Man kannte die Symptome, aber nicht die Ursache – und erst recht keine gesicherte Behandlung. Der britische Schiffsarzt James Lind führte 1747 ein einfaches, aber bahnbrechendes Experiment durch: Er gab sechs Gruppen von Skorbutkranken verschiedene Mittel, darunter Essig, Meerwasser, Muskatnuss, Apfelessig und Zitrusfrüchte. Nur die Gruppe mit Orangen und Zitronen erholte sich deutlich, denn die zugrundeliegende Ursache von Skorbut ist ein Mangel an Vitamin C.

Das war – modern ausgedrückt – die erste dokumentierte klinische Vergleichsstudie. Und ein früher Beleg dafür, wie wichtig es ist, systematisch zu prüfen, was wirklich hilft, statt sich auf Meinungen oder Anekdoten zu verlassen.

James Linds Experiment gilt als ein Meilenstein der Medizin, aber aus heutiger Sicht war es in mehrfacher Hinsicht methodisch unvollständig:

In der Medizin entsteht Evidenz nicht zufällig, sondern durch einen klar strukturierten Prozess.

- Keine Randomisierung: Lind teilte die zwölf erkrankten Matrosen in sechs Zweiergruppen auf, aber nicht zufällig. Ob systematische Unterschiede (z. B. Schweregrad der Erkrankung) bereits zu Beginn vorhanden waren, ist unklar. Heute wäre eine Randomisierung, also eine zufällige Zuweisung zu einer Behandlungs-(oder Placebo-) Gruppe, Standard, um Verzerrungen zu vermeiden.
- Kein Placebovergleich: Einige Gruppen erhielten Meerwasser, Essig oder Apfelessig, aber es fehlte eine echte Placebo-Gruppe, um psychologische oder spontane Heilungseffekte auszuschließen. Ein Placebo ist eine Scheinbehandlung, also ein Mittel, das keine wirksamen Inhaltsstoffe enthält, aber trotzdem so aussieht oder schmeckt bzw. so verabreicht wird, als wäre es echt.
- Keine Verblindung: Sowohl die Matrosen als auch Lind selbst wussten, was jeweils verabreicht wurde. Dies kann zu bewussten oder unbewussten Beeinflussungen führen. Heute sind daher sogenannte Doppelblindstudien der Goldstandard: Weder die Behandelnden noch die Behandelten wissen, ob ein Placebo oder ein echtes Medikament zum Einsatz kommt.
- Kleine Fallzahl: Mit nur zwölf Probanden war die Studie statistisch nicht belastbar. Um zu vermeiden, dass die Ergebnisse rein zufällig auftreten, fordert man heute

größere Stichproben, um valide Aussagen treffen zu können.

- Ergebnisse wurden nicht sofort in die Praxis umgesetzt: Obwohl Lind seine Ergebnisse 1753 publizierte („A Treatise of the Scurvy"), vergingen fast 50 Jahre, bis die britische Marine konsequent Zitrusfrüchte einsetzte. Ein Hinweis darauf, wie langsam Evidenz auch im 18. Jahrhundert in Handlung übergeführt wurde.

Was das alles mit Longevity zu tun hat? Mehr, als Sie vielleicht zunächst denken. Denn heute sind wir trotz moderner Technik, KI und globaler Forschung immer noch anfällig für pseudowissenschaftliche Behauptungen, emotionale Erzählungen und eindrucksvolle Vorher-nachher-Bilder. Darum geht es mir in diesem Kapitel: Wie unterscheiden Sie seriöse Informationen von Hype und Heilsversprechen? Wie erkennen Sie, ob ein Mittel wirklich wirkt – oder nur teuer ist?

Die Relevanz der Maßnahmen

The end of bullshit heißt: Ihre Zeit, Ihr Geld und Ihre Gesundheit sind zu wertvoll, um sie an unbelegte Behauptungen zu verschwenden. Wenn Sie bewusst auf Ihr Healthspan-Konto einzahlen wollen, sollten Sie vorher wissen, womit. Deshalb verlassen sich moderne Medizin und Gesundheitsforschung auf sogenannte „verblindete RCTs". RCT steht für *Randomized Controlled Trial.* Dabei werden Teilnehmer und/oder Teilnehmerinnen zufällig in zwei oder mehr Gruppen verteilt (also randomisiert): Eine Gruppe erhält z. B. die zu untersuchende Behandlung, die andere ein Placebo und/

oder die Standardbehandlung (die sogenannte Kontrolle). So lässt sich zuverlässiger prüfen, ob eine neue Maßnahme tatsächlich wirkt oder ob der beobachtete Effekt nur Zufall oder Einbildung ist.

Idealerweise sind sowohl die Behandelnden als auch die Behandelten „verblindet". Damit meint man, dass niemand weiß, wer Placebo oder experimentelle Behandlung bekommt. Erst nach Beendigung des Experiments werden dann anhand eines Codes die Gruppen „entblindet", d. h., man löst auf, wer das Placebo und wer die experimentelle Behandlung bekommen hat, und kann dann sehen, ob eine neue Behandlung einen Nutzen zeigt und/oder Nebenwirkungen auftreten.

Doch auch einzelne RCTs können fehleranfällig sein oder unterschiedliche Ergebnisse liefern. Deshalb schaut man sich in Metaanalysen oft zahlreiche solche Studien zur gleichen Hypothese gemeinsam an. Metaanalysen fassen dann die Ergebnisse mehrerer gut gemachter RCTs zusammen und bewerten sie in Form eines Gesamtbilds. So entsteht durch Metaanalysen eine noch robustere Form von Evidenz – quasi das wissenschaftliche „Best-of" aus vielen geprüften Quellen.

Kurz gesagt: Wer heute wissen will, was wirklich wirkt, sollte sich auf Methoden verlassen, die Wirkung messbar machen, und auf Studien, die nicht nur versprechen, sondern beweisen. Die Tabelle rechts fasst zusammen, wie sich Evidenz in Hierarchiestufen gliedern lässt. Um Studien korrekt zu bewerten, schauen Fachleute genau hin: Wie wurde die Studie aufgebaut: RCT oder Beobachtungsstudie oder (nur) Expertenmeinung? Gab es mögliche Schwächen? Wie präzise sind die Ergebnisse?

Evidenz in Hierarchiestufen. *GRADE (Grading of Recommendations Assessment, Development and Evaluation) entstammt einem strukturierten Vorgehen der sogenannten GRADE-working group (https://www.gradeworkinggroup.org) und wurde von mehr als 100 Gesundheitsorganisationen inkl. WHO weltweit übernommen.*

	GRADE-Einteilung	Was wird untersucht?	Kommentar
Metaanalyse	Hoch (E1)	Mehrere RCTs werden gepoolt analysiert.	Meist erst nach langer Zeit möglich.
Einzelne randomisiert kontrollierte Studie (RCT)	Moderat (E2)	Zufällige Zuteilung auf eine Kontroll-/Placebo-Gruppe, idealerweise mit Verblindung	Großer (auch finanzieller) Aufwand
Beobachtungsstudie	Niedrig (E3)	Nach einem standardisierten Vorgehen werden Analysen zur Ableitung von Erkenntnissen durchgeführt.	Manchmal sind RCTs nicht möglich, sodass man auf dieses Format ausweichen muss. Assoziation und Kausalität sind oft schwierig zu trennen.
Einzelfallbeschreibung, Fallstudie, Expertenmeinung	Sehr niedrig (E4)	Verallgemeinerungen sind kaum möglich.	Können als Startpunkt für höherwertige Forschungsansätze und Studien dienen.

Am Ende geht es bei evidenzbasierter Medizin darum, die besten zum jeweiligen Zeitpunkt verfügbaren wissenschaftlichen Erkenntnisse zugänglich zu machen. Kein einzelnes Forschungsergebnis ist endgültig, Wissenschaft entwickelt sich ständig weiter. Deshalb wird die Evidenz regelmäßig überprüft und aktualisiert, wenn neue Daten verfügbar sind.

Bullshit-Radar: Wie Sie echte Evidenz erkennen

Da Sie nun wissen, wie wissenschaftliche Evidenz entsteht und eingeteilt wird, stellt sich die nächste Frage: Wie können Sie selbst erkennen, ob eine Aussage (z. B. in diesem Buch) wirklich „Evidenz-basiert" ist?

Nun, Sie müssen keine Forscherin oder kein Forscher sein, um sich ein eigenes Bild zu machen. Im Alltag begegnen uns ständig Aussagen und Behauptungen: in Zeitungsartikeln, in den Sozialen Medien, in Podcasts oder auf Verpackungen von Nahrungsergänzungsmitteln. Oft klingt alles plausibel, wird zum Teil auch mit dem Label „durch Studien belegt" beworben. Und doch bleiben Zweifel: Stimmt das wirklich? Gilt das auch für mich? Oder ist das bloß gutes Marketing mit pseudowissenschaftlicher Verpackung?

Die gute Nachricht: Es gibt einfache Prinzipien, mit denen Sie auch als medizinischer Laie erkennen können, ob Sie es mit echter Evidenz oder eher mit Marketing-Bullshit zu tun haben. Im Folgenden zeige ich Ihnen, worauf Sie achten können und welche Fragen Ihnen helfen, schneller und sicherer zu guten Gesundheitsentscheidungen zu kommen.

Checkliste: So erkennen Sie verlässliche Evidenz

- Gibt es Quellenangaben?

  Werden konkrete Studienquellen oder Fachliteratur genannt und vielleicht sogar nachvollziehbar erklärt? Am Ende dieses Buches finden Sie einen QR-Code, der Sie zu meiner Website https://www.scalable-longevity.de führt. Dort finden Sie zahlreiche Quellen, die ich zusammengetragen habe und die Sie zum „Faktencheck" heranziehen können. Wenn Sie z. B. den Titel einer Quelle bei Google oder über die Suchmaschine der *National Library of Medicine* „PubMed" eingeben, gelangen Sie zur Zusammenfassung (Abstract) oder zum ganzen Artikel. Da diese in der Mehrzahl auf Englisch geschrieben wurden, können Sie einen KI-Algorithmus zum Übersetzen nutzen.

- Wird zwischen Meinung und Studienergebnis unterschieden?
  Achten Sie darauf, ob die Autor:innen oder Anbieter offenlegen, ob etwas belegt oder nur vermutet ist oder ob eine Korrelation oder ein kausaler Zusammenhang berichtet wird. Seriöse Inhalte machen das deutlich: So werden bei einer seriösen experimentellen Studie immer Details genannt, z. B. die Fragestellung, die untersucht werden soll. Auch wird klar formuliert, ob es sich z. B. um eine Beobachtungsstudie oder einen höherwertigen RCT handelt.
- Wie groß und belastbar ist die Studie?
  Einzelstudien mit wenigen Teilnehmenden (z. B. <30 Probanden) sind oft nicht aussagekräftig. Hier könnte der Zufall eine große Rolle gespielt haben. Mehrere unabhängige Studien verschiedener Autor:innen, die alle zum selben Ergebnis kommen, oder gar eine Metaanalyse bieten deutlich mehr Sicherheit. Auch Untersuchungen, die nicht an Menschen, sondern nur an Zellkulturen oder an Tieren durchgeführt wurden, sind im Zweifel nur schwer auf Menschen übertragbar und besitzen somit einen niedrigen Evidenzgrad.
- Wurde die Studie kontrolliert, idealerweise randomisiert?
  Es sollte eine Kontrollgruppe geben. Nur so kann man

wirklich prüfen, ob eine Maßnahme wirkt und nicht bloß Zufälle oder der bereits genannte Placeboeffekt berichtet werden.

- Wer hat die Studie finanziert oder durchgeführt?
  Wird offengelegt, ob wirtschaftliche Interessen eine Rolle spielen (z. B. durch ein Unternehmen, das vom Ergebnis profitiert)?
- Wie alt oder neu ist die zitierte Studie?
  Mit Hilfe der bereits erwähnten Suchmaschine PubMed bekommen Sie immer auch alternative, im Zweifel aktuellere Arbeiten angezeigt.

Tipp: Wenn Sie keine Quelle finden, nicht verstehen, worauf sich eine Aussage stützt, oder Zweifel haben: Fragen Sie nach. Seriöse Autor:innen und Anbieter legen ihre Belege offen.

Neben der Frage nach der Evidenzqualität, also wie gut eine Aussage belegt ist, ist auch die Relevanz entscheidend: Wie stark oder bedeutsam ist der Effekt überhaupt? Denn selbst eine gut gemachte Studie kann ein Ergebnis zeigen, das zwar „signifikant", aber im Alltag kaum spürbar ist. So kann eine Intervention theoretisch wirken, aber nur minimal. Oder sie erfordert einen riesigen Aufwand bei gleichzeitig kleinem Nutzen.

Ein gutes Beispiel ist in diesem Zusammenhang die Einnahme von Fischöl oder Omega-3-haltigen Nahrungsergänzungsmitteln. Hier gibt es großangelegte Studien und sogar Metaanalysen, und alles in allem muss man konstatieren, dass Omega-3-Supplementierung belegbare Effekte auf die kardiovaskuläre Gesundheit haben kann. Die Frage nach der Relevanz vergleicht dann aber auch die Effektgröße, und hier muss man konstatieren, dass Ihnen durch Bewegung und Ernährung wesentlich effektivere Strategie-Stellschrauben zur Verfügung stehen.

EIN VERGLEICH HILFT: In der Finanzwelt investieren Sie Ihr Geld nicht einfach irgendwo, sondern möglichst ertragreich. Und genauso sollten Sie mit Ihrer Gesundheit umgehen: Investieren Sie bevorzugt in Maßnahmen, die nicht nur gut belegt, sondern auch spürbar wirksam sind.

Deshalb habe ich ab S. 77 für Sie eine tabellarische Übersicht erstellt, in der ich einige der häufigsten Longevity-Interventionen sowohl in Bezug auf ihre wissenschaftliche Evidenz als auch auf ihre praktische Relevanz bewertet habe. Grundlage dafür ist die aktuelle Studienlage, die Sie in der Bibliografie über den QR-Code auf S. 245 selbst nachverfolgen können.

So erkennen Sie leichter, welche Maßnahmen sich für Sie lohnen und wo Sie Ihr Gesundheitskonto am effektivsten füllen, um im Idealfall mit 20 Prozent Aufwand 80 Prozent Nutzen aus Ihren Gesundheitsinvestitionen zu ziehen.

Die Tabelle stellt verschiedene Interventionen beispielhaft zusammen, die in Bezug darauf beschrieben wurden, wie effektiv sie die gesunde Lebensspanne (Healthspan) verlängern. Neben der Frage, ob eine Maßnahme wirkt (also wie stark die Evidenz ist), stellt sich immer auch die Frage, wie relevant diese Evidenz ist. Maßnahmen und Interventionen aus dem Bereich der Evidenzgrade E3 und E4 sind kritischer zu bewerten, vor allem, wenn sie teuer oder gar mit Risiken verbunden sind. Vielleicht greifen auch Sie zu einem der in der Tabelle aufgeführten Mittel, etwa zu einem Multivitaminpräparat. Dagegen ist prinzipiell nichts einzuwenden. Doch wie Sie gesehen haben, sind solche Nahrungsergänzungsmittel meist nicht mehr als begleitende Maßnahmen mit unklarer oder sehr geringer Wirksamkeit.

Die größere Gefahr liegt darin, dass diese Mittel ein falsches Gefühl von Sicherheit vermitteln: Wir haben ja „etwas getan" und übersehen dabei, dass viel wirksamere Hebel zur Verfügung stehen. Denn wer glaubt, mit ein paar Vitaminen sei das Wichtigste erledigt, übersieht leicht den eigentlichen Kern effektiver Gesundheitsvorsorge: gezielte Prävention, Bewegung, Ernährung, mentale Balance. Wenn Sie auf Ihr Gesundheitskonto einzahlen wollen, sollten Sie sich vor allem auf diese nachweislich wirksamen Investment-Strategien konzentrieren.

Ein Blick auf die Tabelle zeigt: Viele populäre Maßnahmen, vor allem aus dem Bereich Nahrungsergänzung und experimentelle Therapien, haben Evidenzgrad E3 und E4. Das bedeutet: Entweder sind sie bislang nur in Tier- oder Zellstudien getestet worden oder es fehlt an soliden, groß angelegten Humanstudien. Mit anderen Worten: Sie basieren eher auf Hoffnung und Hypothese als auf gesichertem Wissen. Noch problematischer wird es, wenn diese Maßnahmen zugleich als hochwirksam, innovativ oder sogar lebensverlängernd vermarktet werden, ohne dass dieser Nutzen beim Menschen je nachgewiesen wurde.

In der primären Prävention, also bevor eine Erkrankung auftritt, ist der Nachweis eines echten Nutzens besonders schwierig. Denn hier müsste gezeigt werden, dass eine Maßnahme langfristig das Krankheitsrisiko senkt oder das gesunde Altern tatsächlich verlängert. Das erfordert nicht nur Zeit und große Studienkohorten, sondern auch valide Biomarker, die solche Effekte überhaupt messbar machen. Und genau daran mangelt es oft.

Evidenz verschiedener Interventionen. *In die Auswahl aufgenommen wurden ausschließlich Supplemente, für die systematische Übersichtsarbeiten einen Nutzen beschreiben. E1 = hohe Evidenz, E4 = sehr geringe Evidenz.*

Intervention Einteilung	Evidenz (GRADE) in Bezug auf Anti-Aging-Effekte	Kommentar
Strategieschraube: Bewegung		
Bewegung, Sport und Fitness	E1/E2	Zunehmend belegen wissenschaftliche Studien, dass körperliche Aktivität, Bewegung und körperliche Fitness den biologischen Alterungsprozess verlangsamen und möglicherweise sogar teilweise umkehren können. Dies gilt als vielversprechender Ansatz zur Verlängerung der gesunden Lebensspanne (Healthspan). Die Evidenz stammt aus Tiermodellen, Beobachtungsstudien am Menschen sowie kontrollierten Interventionsstudien. Dies unterstreicht nicht nur die hohe wissenschaftliche Belastbarkeit (= Evidenz) der Ergebnisse, sondern weist auch auf eine relevante und konsistente Effektstärke hin.
Strategieschraube: Ernährung		
Pflanzenbasierte Ernährung	E2/E3	Die derzeitige Studienlage – insbesondere aus großen prospektiven Beobachtungsstudien und systematischen Übersichtsarbeiten – legt nahe, dass eine gesunde überwiegend pflanzenbasierte Ernährung mit einer langsameren biologischen Alterung, einem geringeren Risiko für Gebrechlichkeit und Herz-Kreislauf-Erkrankungen sowie mit besseren kognitiven Funktionen im mittleren und höheren Lebensalter einhergeht. Wichtig ist hierbei noch die Unterscheidung zwischen *„healthy plant based diet“* und *„unhealthy plant based diet“*. Letztere zeichnet sich

Intervention Einteilung	Evidenz (GRADE) in Bezug auf Anti-Aging-Effekte	Kommentar
		durch einen hohen Anteil stark verarbeiteter pflanzlicher Produkte wie raffinierte Kohlenhydrate, Zucker, frittierte Speisen und gesüßte Getränke aus und steht im Gegensatz zur „gesunden" pflanzenbasierten Ernährung, die reich an Vollkornprodukten, Gemüse, Hülsenfrüchten, Nüssen und Obst ist. Studien zeigen, dass eine ungesunde pflanzenbasierte Ernährung nicht nur ihre potenziellen gesundheitlichen Vorteile einbüßt, sondern sogar mit einem erhöhten Risiko für chronische Erkrankungen wie Typ-2-Diabetes, Adipositas und Herz-Kreislauf-Leiden assoziiert sein kann.
Vegetarische Diät	E2/E3	Ähnlich wie bei pflanzenbasierter Diät zeigen große prospektive Beobachtungsstudien und systematische Übersichtsarbeiten eine gesundheitsfördernde Wirkung mit einer langsameren biologischen Alterung.
Vegane Diät	E2/E3	Ähnlich wie bei pflanzenbasierter oder vegetarischer Diät zeigen auch hier prospektive Beobachtungsstudien und systematische Übersichtsarbeiten eine gesundheitsfördernde Wirkung mit einer langsameren biologischen Alterung.
Strategieschraube: Erholung & Stress in Balance		
Schlaf	E3/E4	Es gibt Beobachtungsstudien, die Hinweise finden, dass gute Schlafqualität (mit Fragebogen erhoben) zu langsameren Alterungsvorgängen führen kann. Interessanterweise legen zwei Metaanalysen nahe, dass sowohl zu kurze (< 7 Std.) als auch lange Schlafdauer (> 8 Std.) mit einem höheren Anteil an „Gebrechlichkeit" assoziiert sind. Höhergradige RCTs, die in die

Intervention Einteilung	Evidenz (GRADE) in Bezug auf Anti-Aging-Effekte	Kommentar
		Zukunft schauend (prospektiv) „Schlaf" als Anti-Aging-Intervention kausal untersuchen, stehen noch aus.
Yoga	E1/E2	Möglicherweise aufgrund seines aktiven, übenden Charakters weist Yoga im Vergleich zu reinen Entspannungsverfahren die stärkste Evidenz für positive Effekte im Sinne eines Anti-Aging-Potenzials auf.
Mindfulness-basierte Interventionen, Tai Chi bzw. Qigong	E2/E3	Ein Nutzen ist vor allem in Bezug auf psychische Gesundheit und Stimmung bei älteren Erwachsenen beschrieben, aber mit geringerem Evidenzgrad als Yoga.
Weniger komplexe Entspannungsverfahren (z. B. Progressive Muskelentspannung, angeleitete bildhafte Vorstellung/Imagination, tiefe Atemübungen)	E3/E4	Ein Nutzen ist vor allem in Bezug auf Entspannungszustände bei älteren Erwachsenen beschrieben. Der Bezug zu gesundem Altern oder Healthspan ist weniger robust als bei Yoga.
Strategieschraube: Sozialkontakte & Sinn		
Social Prescribing	E4	*Social Prescribing* ist ein Konzept, bei dem Ärzt:innen oder andere Fachpersonen nicht nur Medikamente oder Therapien verschreiben, sondern auch Aktivitäten, die vor allem das soziale Miteinander fördern sollen. Dazu gehören z. B. Kunst- oder Musikgruppen, ehrenamtliche Tätigkeiten, Selbsthilfegruppen oder Gesprächskreise, jeweils ohne eindeutige Belege für einen Healthspan-Effekt.

Intervention Einteilung	Evidenz (GRADE) in Bezug auf Anti-Aging-Effekte	Kommentar
Logotherapie	E4	Die Logotherapie ist eine sinnorientierte Psychotherapie, die von dem österreichischen Neurologen und Psychiater Viktor Frankl entwickelt wurde. Ihr zentrales Anliegen ist es, Menschen dabei zu unterstützen, einen Sinn in ihrem Leben zu finden, auch in schwierigen oder leidvollen Situationen. Obwohl sie die „Quality of Life" verbessern kann, gibt es keine Belege in Bezug auf eine verlängerte Healthspan.
Lebenslanges Lernen	E4	Für das lebenslange Lernen liegen derzeit keine gesicherten Evidenzen vor, dass es zusätzlich zur Steigerung der Lebensqualität auch zu einer Verlängerung der gesunden Lebenserwartung führt.
Beispiele für ausgesuchte Nahrungsergänzungsmittel / Supplemente		
Anthocyane	E4	Pflanzenfarbstoffe mit antioxidativer Wirkung, bisher nur präklinisch getestet.
Coenzym Q10	E4	In Studien am Menschen zeigte sich eine Reduktion von oxidativem Stress. Die Bedeutung als generelle Anti-Aging-Intervention ist unklar. Positive Effekte auf Hautalterung in sehr kleiner Humanstudie.
Curcumin	E4	Geringe Aufnahme mit der Nahrung. Hinweise auf positive Effekte auf Blutzuckerkontrolle und Entzündungsmarker.
Fisetin	E4	Pflanzenfarbstoff mit antioxidativer Wirkung, bisher nur präklinisch getestet.
Flavanole	E3	Pflanzenstoffe, die beispielsweise in Kakao und dunkler Schokolade vorkommen, mit vermuteter antioxidativer Wirkung. In Beobachtungsstudien und kleinen Interventionsstudien positive Effekte auf Alterung.

Intervention Einteilung	Evidenz (GRADE) in Bezug auf Anti-Aging-Effekte	Kommentar
Folsäure	E4	Positive Effekte auf Fettstoffwechsel und Blutdruck, die sich aber nicht in einen Überlebensvorteil übersetzen.
L-Arginin	E4	Vorstufe für den Gefäßwirkstoff NO ohne klare Evidenz bez. Anti-Aging-Effekten.
L-Citrullin	E4	Vorstufe der Aminosäure L-Arginin und damit auch für Bildung des Gefäßwirkstoffs NO wichtig; keine klare Evidenz bez. Anti-Aging-Effekten.
Genistein	E4	Sekundärer Pflanzenstoff, in höheren Dosen anti-östrogene Wirkung; keine klare Evidenz bez. Anti-Aging-Effekten.
Magnesium	E4	Beobachtungsstudien zeigen Assoziation mit günstigen Effekten bei metabolischen und Herz-Kreislauf-Erkrankungen.
Multivitamin-Präparate	E4	Große randomisierte klinische Studien zeigen keinen klinischen Nutzen. Vitamin A, D oder E mit potenziellen Nebenwirkungen.
NAD+-Vorläufer (z. B. Niacin/ Vit. B3, NMN/ Nikotinamid-Mononukleotid)	E4/3	NAD+ ist ein zentrales Coenzym in der für die Energiegewinnung wichtigen Atmungskette. Es gibt klinische Hinweise, dass mit zunehmendem Alter der NAD+-Spiegel sinkt und eine Supplementierung verschiedene Biomarker günstig beeinflussen kann, ohne dass eine Verlängerung der gesunden Lebensspanne belegt ist.
Omega-3/ Fischöl als Nahrungsergänzungsmittel	E3	Verschiedene Studien haben positive Effekte auf Entzündungsmarker und bestimmte Lipide gezeigt (Triglyceride). In kardiovaskulären Endpunkt-Studien zeigen Omega-3-Nahrungsergänungsmittel keine dauerhaften Effekte. Ein bestimmter Anteil

Intervention Einteilung	Evidenz (GRADE) in Bezug auf Anti-Aging-Effekte	Kommentar
		von Omega-3-Fischöl (EPA/Eicosapentaenoic acid; US/EU: Vascepa®; Japan: Epadel® – jeweils verschreibungspflichtige Medikamente) zeigte in großen klinischen Studien positive Effekte auf z. B. die Herzinfarktrate, aber auch mehr Nebenwirkungen im Vergleich zu Placebos.
Spermidin	E4	Spermidin ist ein natürlicher Bestandteil verschiedener Getreidearten und von Soja-Zubereitungen. Es zeigt ähnlich günstige Effekte wie Fasten in präklinischen Untersuchungen an Tieren. Humanstudien, die einen Übertrag dieser Ergebnisse oder eine Verlängerung der gesunden Lebensspanne belegen, fehlen.
Spirulina	E4	Eiweiß- und nährstoffreiches Nahrungsergänzungsmittel, wird aus Algen gewonnen. In klinischen Studien keine eindeutigen Effekte.
Sulforaphane	E4	U. a. als Brokkoli-Inhaltsstoff(e) bekannt; keine gesicherten klinischen Effekte als Anti-Aging-Nahrungsergänzungsmittel.
Vitamin B12	E4/3	Ein Mangel an Vitamin B12 kann zu kognitivem Abbau führen. Deshalb empfehlen Übersichtsarbeiten, dass Personen mit veganer oder vegetarischer Ernährung regelmäßig Vitamin B12 ergänzend zu sich nehmen sollten. Für gesunde Menschen, die sich nicht pflanzenbasiert ernähren, konnte in klinischen Studien hingegen kein vorbeugender Anti-Aging-Effekt einer zusätzlichen Vitamin-B12-Gabe nachgewiesen werden.
Vitamin C	E4	Zwar heilt eine Vitamin-C-Gabe die Folgen von Skorbut, einer Vitamin-C-Mangel-

Intervention Einteilung	Evidenz (GRADE) in Bezug auf Anti-Aging-Effekte	Kommentar
		krankheit. Es gibt jedoch keine klinischen Studien, die einen Anti-Aging-Effekt einer Vitamin-C-Substitution bei gesunden Menschen mit ausreichender Versorgung belegen.
Vitamin D	E4	Bei der Einnahme von Vitamin D zur Nahrungsergänzung zeigt sich ein ähnliches Bild wie bei Vitamin C: Liegt kein Mangel vor – etwa infolge geringer Sonneneinstrahlung, dunkler Hautpigmentierung, hohen oder sehr jungen Alters oder chronischer Erkrankungen wie Niereninsuffizienz – bringt die zusätzliche Zufuhr für gesunde Erwachsene offenbar nur geringen Nutzen. Entsprechend empfehlen medizinische Leitlinien eine Supplementierung gezielt für Risikogruppen, jedoch nicht als generelle Anti-Aging-Maßnahme bei gesunden Menschen.
Zink-Präparate	E4	Eine unzureichende Zinkversorgung kann laut Beobachtungsstudien Alterungsprozesse beschleunigen. Allerdings kann eine Überdosierung auch nachteilige Effekte haben. Die Evidenz für eine generelle Zink-Supplementierung im Sinne einer Anti-Aging-Strategie ist daher derzeit als gering einzustufen.
Beispiele für verschreibungspflichtige pharmakologische Ansätze		
Acarbose	E4	Acarbose wurde vor allem in Tierexperimenten untersucht. Bez. Anti-Aging-Effekten bei gesunden Menschen liegt keine klinische Evidenz vor.
Metformin	E3/4	In präklinischen (tier-)experimentellen Untersuchungen wurden Hinweise auf einen

Intervention Einteilung	Evidenz (GRADE) in Bezug auf Anti-Aging-Effekte	Kommentar
	E3/4	Anti-Aging-Effekt gefunden, aber derzeit steht eine klinische Bestätigung noch aus.
GLP-1-Rezeptor-Agonisten	E3/4	GLP-1-Agonisten zeigten günstige Effekte in Diabetes-, Übergewichts- und Herz-Kreislauf-Studien. Diese lassen bisher jedoch nur indirekte Schlüsse auf Anti-Aging-Effekte zu; weitere Studien werden aktuell durchgeführt.
Lithium	E4	Präklinische Studien lassen eine positive Wirkung vermuten, die aber bisher am Menschen nicht bestätigt wurde.
mTOR-Inhibitoren (z. B. Rapamycin)	E4	Zahlreiche Publikationen bezogen auf den primären Endpunkt: negativ. Weitere Studien werden aktuell an Menschen durchgeführt.
Resveratrol	E3/4	Die derzeitige Evidenz basiert überwiegend auf präklinischen (Tier-)Experimenten. Humanstudien sind meist klein angelegt und zeigen in der Regel lediglich Veränderungen von Biomarkern, nicht aber einen nachgewiesenen Anti-Aging-Effekt im eigentlichen Sinne.
Senolytica (z. B. Kombination aus Dasatinib und Quercetin)	E4	Senolytika sollen gezielt alternde (seneszente) Zellen eliminieren, die u. a. chronisch-entzündliche Prozesse im Gewebe fördern können. Derzeit liegt dazu jedoch fast ausschließlich präklinische Evidenz aus Tierstudien vor. Dasatinib, ein Medikament gegen Krebs, und Quercetin, ein sekundärer Pflanzenstoff aus der Gruppe der Flavonoide, zählen zu den am besten untersuchten Substanzen. Erste klinische Studien am Menschen befinden sich aktuell in der Durchführung.

Intervention Einteilung	Evidenz (GRADE) in Bezug auf Anti-Aging-Effekte	Kommentar
SGLT2-Inhibitoren	E4	Hier zeigt sich ein ähnliches Bild wie bei den GLP-1-Rezeptor-Agonisten: Zwar belegen Studien positive und eindrucksvolle Effekte bei Diabetes, Herz-Kreislauf-Erkrankungen und chronischen Nierenerkrankungen, doch lassen sich daraus bislang nur indirekte Rückschlüsse auf potenzielle Anti-Aging-Wirkungen ziehen. Weitere klinische Untersuchungen sind derzeit in Planung bzw. bereits im Gange.
Beispiele für neuere, weitgehend experimentelle Ansätze		
Zelltherapie-Verfahren	E4	Bisher nur präklinischer (tier-)experimenteller Ansatz
Gentherapie-Verfahren	E4	Bisher nur präklinischer (tier-)experimenteller Ansatz
Immun-Zelltherapie	E4	Experimenteller Ansatz, ähnlich Krebstherapie mittels CAR-T-Abwehrzellen; präklinischer (Tier-)experimenteller Ansatz
Plasma-austausch	E4	Bisher nur präklinischer (tier-)experimenteller Ansatz

Nicht alles wirkt gleich stark, nicht alles ist harmlos

Wenn wir über die Evidenz, also über wissenschaftliche Belege von Gesundheitsmaßnahmen sprechen, lohnt sich ein differenzierter Blick auch in Bezug auf die Effektgröße und Sicherheit der Maßnahme. Denn nicht jede Intervention entfaltet die gleiche maximale Wirkung und nicht jede ist risikolos. Die folgenden Aspekte sind dabei zentral:

Das Prinzip der Pareto-Regel: Konzentrieren Sie sich auf jene Interventionen, die sowohl einen hohen Evidenzgrad als auch hohe Relevanz für Ihre Gesundheit aufweisen, etwa Bewegung, gesunde Ernährung und ausreichend Schlaf.

- Unterschiedliche maximale Wirkstärke: Einige Interventionen – etwa regelmäßige körperliche Aktivität oder der Verzicht auf Nikotin – haben eine beeindruckend große Effektstärke. Sie senken das Risiko für chronische Erkrankungen, verbessern kognitive Funktionen und wirken messbar lebensverlängernd. Andere Maßnahmen, etwa bestimmte Nahrungsergänzungsmittel, entfalten – wenn überhaupt – nur geringe Effekte. Das bedeutet: Selbst bei optimaler Anwendung bleibt ihr Nutzen überschaubar.
- Verhältnis zur applizierten Dosis: Manche vielversprechenden Substanzen und Interventionen zeigen im Labor deutliche Effekte, allerdings nur bei sehr hoher Dosierung. Diese Dosen sind beim Menschen oft gar nicht erreichbar oder würden eine Vielzahl von Kapseln täglich erfordern. Noch problematischer: Die Wirkung ist meist nicht linear. Das bedeutet, dass z. B. eine Verdopplung der Dosis nicht notwendigerweise eine Verdopplung der Wirkung hervorbringt. Typischerweise zei-

gen sogenannte „Dosis-Wirkungs-Beziehungen“ für Medikamente einen S-förmigen Verlauf.

Diese Art der Betrachtung können Sie im Prinzip für jede Intervention, die Ihrer Gesundheit dienen soll (also auch die Zufuhr von bestimmten Nahrungsmitteln, für Sport oder Schlaf), anwenden. Das bedeutet, dass im unteren (= sehr niedrig) und im hohen Dosis-Bereich die Dosis-Wirkungs-Beziehungen flach verlaufen. Im unteren Bereich nimmt die Wirkung nur langsam zu, während sich bei sehr hohen Dosen keine Zunahme des schon ausgereizten Mechanismus mehr erzielen lässt.

Mehr ist also nicht automatisch besser: Meist kehrt sich der Nutzen bei hohen Dosen sogar ins Gegenteil um. Es treten zunehmend Nebenwirkungen auf, die selbst harmlos erscheinende Interventionen gefährlich werden lassen können. So ist z. B. die Gabe von Vitamin E, Vitamin A oder auch Omega-3-Präparaten in hohen Dosen mit Nebenwirkungen verbunden.

- Risiko potenzieller Nebenwirkungen: Keine Gesundheits-Intervention ist also völlig frei von Nebenwirkungen, selbst scheinbar harmlose Mittel können bei sehr hohen Dosen, langfristiger Einnahme oder in bestimmten Kombinationen Risiken bergen. So können hochdosierte Antioxidantien paradoxerweise oxidativen Stress fördern, Nahrungsergänzungsmittel mit pharmakologisch aktiven Substanzen mit Medikamenten interagieren oder die Leber belasten. Gerade invasive Verfahren wie das eingangs genannte Blutfiltrations-Beispiel bergen erhebliche Risiken, insbesondere wenn sie außerhalb klar definierter medizinischer Indikationen eingesetzt werden.

Besonders anschaulich zeigt sich das Prinzip der Dosis-Wirkungs-Beziehung auch am Beispiel von Wasser, einem lebenswichtigen Makronährstoff. Studien deuten darauf hin, dass eine Erhöhung der Wasserzufuhr von etwa 1,5 auf 3,5 Liter pro Tag positive Effekte auf verschiedene Gesundheitsmarker haben kann. Wer allerdings deutlich mehr trinkt, riskiert eine Verdünnung des Elektrolythaushalts und damit im Extremfall potenziell fatale Folgen wie Krampfanfällen oder Wasservergiftung.

Was gesund ist und was schadet, entscheidet also oft nicht allein der Stoff selbst, sondern die Dosis. Oder, um mit Paracelsus (1493/94–1541) zu sprechen: „Alle Dinge sind Gift, und nichts ist ohne Gift; allein die Dosis macht, dass ein Ding kein Gift ist."

Pareto. Größter Effekt mit geringem Aufwand

Es lohnt sich, bei jeder Ihrer Healthspan-Maßnahmen drei zentrale Fragen zu stellen:

1. **Wie gut ist die Evidenz für die Maßnahme?**
2. **Welche Dosis ist relevant und ist diese realistisch?**
3. **Welche Nebenwirkungen oder Langzeitfolgen sind möglich?**

Nicht alles, was möglich ist, ist auch sinnvoll. Und nicht alles, was gut gemeint ist, wirkt auch gut. Wer seine Gesundheit sinnvoll gestalten will, sollte, um sich nicht im Dschungel unzähliger Optionen zu verlieren, gezielt jene 20 Prozent der Maßnahmen identifizieren, die 80 Prozent des Nutzens bringen.

Dieses, wie bereits erwähnt, als Pareto-Regel bekannte Prinzip lässt sich hervorragend auch auf Ihre Gesundheitsstrategie anwenden: Konzentrieren Sie sich auf jene Interventionen, die sowohl eine hohe Evidenzlage als auch hohe Relevanz für Ihre Gesundheit aufweisen, etwa Bewegung, gesunde Ernährung und ausreichend Schlaf. Sie erzielen so mit vergleichsweise geringem Aufwand den größten Effekt. Anders gesagt: Statt sich mit experimentellen Therapien oder fragwürdigen Supplementen zu verzetteln, investieren Sie lieber gezielt und effizient. Ihre Gesundheitsstrategie sollte deshalb nicht nur evidenzbasiert, sondern auch Pareto-effizient und langfristig tragfähig sein.

DIESES KAPITEL hat gezeigt, warum nicht jede Maßnahme hält, was sie verspricht und weshalb evidenzbasierte Entscheidungen die Grundlage jeder nachhaltigen Gesundheitsstrategie sein sollten. In der Folge lernen Sie nun jene Maßnahmen kennen, die sich wie gut gesetzte Schrauben mit überschaubarem Aufwand „eindrehen" lassen und große Wirkung entfalten: die zentralen „Strategieschrauben" Ihrer langen und gesunden Lebenszeit.

SHORTCUT

Evidenz schlägt Anekdote

Was zählt, ist nicht, ob etwas bei Einzelpersonen (vermeintlich) gewirkt hat, sondern wie verlässlich eine Wirkung unter kontrollierten Bedingungen bei vielen Menschen nachweisbar ist.

RCT statt Hörensagen

Die wissenschaftlich robustesten Aussagen stammen aus randomisiert kontrollierten Studien (RCTs), nicht aus Erfahrungsberichten oder Marketingversprechen.

„Natürlich“ ist nicht unbedingt harmlos

Selbst Nahrungsergänzungsmittel können (nicht nur keine Wirkung, sondern auch) Nebenwirkungen haben und manche Maßnahmen sind riskanter, als sie scheinen.

Pareto-Prinzip für Ihre Gesundheit

Konzentrieren Sie sich auf die 20 Prozent der Maßnahmen, die 80 Prozent des gesundheitlichen Nutzens bringen – auf Ihre Healthspan-Strategieschrauben.

Strategieschraube 1: Vorbeugung zur Potenzialerhaltung

IN DIESEM KAPITEL will ich Sie animieren, Ihre individuelle Vorsorgestrategie zu entwickeln, um mit 20 Prozent Aufwand 80 Prozent Nutzen für sich zu generieren. Die maximale Variante der Vorsorgeuntersuchungen geht bereits weit über das Angebot unserer Krankenkassen hinaus und erlaubt es, Ihr Potenzial für „gesundes Altern" noch besser abzuschätzen. Dazu gleich mehr.

Alle Vorsorgeansätze sind im Grunde wie ein Blick in die Glaskugel. Bei den einfachen Tests ist die Kugel recht trüb, also ungenau, und in anderen Fällen ist sie glasklar. Auch haben Vorsorge und Vorbeugung viel mit Wahrscheinlichkeiten zu tun, und bei der Beurteilung von Wahrscheinlichkeiten tun wir Menschen uns schwer: Was bedeutet es denn konkret, wenn der Blick in die Glaskugel aussagt, dass bei Ihnen ein 30-Prozent-Risiko dafür besteht, in den kommenden zehn Jahren einen Herzinfarkt oder einen Schlaganfall zu erleiden?

Vielleicht möchte man von dieser bedrohlichen Wahrscheinlichkeit lieber gar nichts wissen. Das ist so ähnlich wie eine Wettervorhersage, die eine Regenwahrscheinlichkeit von 30 Prozent am nächsten Tag prognostiziert. Einige von Ihnen nehmen dann möglicherweise einen Regenschirm mit, andere hält eine 30-Prozent-Regenwahrscheinlichkeit nicht davon ab, im T-Shirt rauszugehen.

Lassen Sie mich Ihnen das Thema der „unangenehmen" Wahrscheinlichkeiten aus meinem Blickwinkel als Kinderarzt näherbringen.

Was machen Kinderärzte anders?

In der Kinderheilkunde werden sehr spezifische Vorsorgeuntersuchungen genutzt. Beispielsweise werden in Deutschland kurz nach der Geburt jedem Kind einige Tropfen Blut entnommen und auf das Vorliegen schwerwiegender Stoffwechselerkrankungen untersucht. Eine Hüftultraschall-Untersuchung einige Zeit nach der Geburt ermöglicht es, eine Fehlbildung der Hüfte zu erkennen.

In beiden Beispielen erlaubt die Entdeckung eines Risikos, lange bevor eine Krankheit eingetreten ist, die frühzeitige Einleitung entsprechender Therapien, um z. B. ein Hüftleiden im späteren Leben zu verhindern. Das heißt, es geht immer um die Erhaltung eines Gesundheitspotenzials.

Was bei diesen pädiatrischen Vorsorgeuntersuchungen auch mitläuft, ist eine Untersuchung verschiedener Marker über längere Zeiträume. Beispielsweise die Gewichtszunahme, die, wenn sie altersgerecht verläuft, bei Kindern ein einfacher, aber ultrawichtiger Gesundheitsindikator ist.

Ähnlich verhält es sich mit dem Längenwachstum und dem Kopfumfang. Für alle diese Untersuchungen haben Kinderärzte Normalwerte, die in sogenannte Perzentile eingeteilt sind. Diese Perzentilen, die in Prozent angegeben werden, muss man sich wie eine Kurvenschar vorstellen, ähnlich den Höhenlinien auf einer Wanderkarte. Sie erlauben es, einen individuellen Wert mit den Werten vieler gesunder Kinder zu vergleichen. Wenn z. B. der Kopfumfang eines Kindes auf der 80-Prozent-Perzentile gleichaltriger Kinder liegt, heißt das, dass etwa 80 Prozent aller Kinder in diesem Alter einen kleineren Umfang haben, aber 20 Prozent auch einen größeren Kopfumfang aufweisen.

Jetzt kommt der entscheidende Clou: Da diese Werte von Geburt an über Jahre bei jedem Kind immer wieder gemessen werden, kann man über lange Zeiträume verfolgen, ob – um beim vorherigen Beispiel zu bleiben – ein Kind mit seinem Kopfumfang auf der 80-Prozent-Perzentile weiterwächst (= völlig normal) oder auf größere Perzentilen „wechselt" (= nicht normal). Letzteres wäre ein Alarmzeichen und veranlasst die Kinderärztin oder den Kinderarzt dazu, weitere Untersuchungen zu initiieren.

Das bedeutet, dass Kinderärzte bei den wiederholten Vorsorgeuntersuchungen im Kindesalter nicht nur bestehende Krankheiten aufspüren wollen, sondern bereits frühzeitig Risikofaktoren identifizieren und im Verlauf über längere Zeiträume beobachten. Ihr übergeordnetes Ziel ist es, „vor die Welle zu kommen", also Gesundheitsvor- und -fürsorge zu betreiben, lange bevor sich ein krankhafter Zustand überhaupt entwickelt.

Ein gutes Beispiel ist das Screening auf Fehlbildungen der Hüfte. Eine einfache, unkomplizierte und nebenwirkungsfreie Untersuchung mittels Ultraschall macht es möglich, die Anlage für eine Hüftfehlbildung zu erkennen und sofort eine milde Therapie (z. B. durch „breites Wickeln" oder das Anlegen einer Spreizhose) einzuleiten. In der Folge wächst sich der Risikofaktor meist aus, und damit verschwindet auch das Risiko für eine Jahrzehnte später auftretende Hüftarthrose. Die Notwendigkeit eines künstlichen Hüftgelenks kann so verhindert werden.

Dieses Vorgehen folgt den Prinzipien der Salutogenese (abgeleitet von lat. *salus*, Gesundheit, Wohlbefinden, und altgriech. *genesis*, Geburt, Entstehung), das in den 1970er-Jahren vom US-amerikanischen Medizinsoziologen Aaron Antonovsky geprägt wurde. Dabei wird Gesundheit nicht als fixer Zustand betrachtet, sondern als dynamisches Ziel, das es über längere Zeiträume zu erreichen gilt. Entscheidend dabei ist das Zusammenspiel von Risiko- und Schutzfaktoren, die sich gegenseitig beeinflussen und der Krankheitsentstehung (Pathogenese) entgegenwirken, genau so, wie Vorsorge in der Kinderheilkunde verstanden und gelebt wird.

Lassen Sie uns noch einmal einen Blick darauf werfen, wie im Gegensatz dazu „traditionelle" Präventions-Untersuchungen angelegt sind.

Präventionsansatz nach dem Eintritt ins Erwachsenenalter

In der Tabelle rechts habe ich für Sie die in Deutschland empfohlenen allgemeinen Präventions-Untersuchungen für Erwachsene zusammengefasst. Nicht berücksichtigt sind

Überblick zu empfohlenen Vorsorgeuntersuchungen im Erwachsenenalter in Deutschland *(Stand Januar 2025);*
Quellen: https://www.verbraucherzentrale.de/wissen/gesundheit-pflege/krankenversicherung/frueherkennung-diese-vorsorgeuntersuchungen-stehen-ihnen-zu-10429; https://www.g-ba.de/presse/pressemitteilungen-meldungen/1236/; https://www.g-ba.de/themen/methodenbewertung/frueherkennungsuntersuchungen

Wann? (Lebensjahr)	Wer? (Frau/Mann)	Was soll erkannt werden?
18–35	F/M	Einmaliger allgemeiner Gesundheits-Check-up in der Hausarztpraxis, um z. B. Risikoverhalten, Bluthochdruck, Stoffwechselkrankheiten oder Depression zu identifizieren
Ab 20	F	1x/Jahr zur Früherkennung von Gebärmutterhalskrebs (Papanicolaou-Abstrich/PAP-Abstrich)
Bis 25	F	1x/Jahr Test auf eine Infektion mit Chlamydien
Ab 30	F	1x/Jahr Brustuntersuchung zur Krebsfrüherkennung beim Frauenarzt
Ab 35	F	1x/alle 3 Jahre zur Früherkennung von Gebärmutterhalskrebs, zusätzlicher Test auf Humanes Papillomavirus (HPV-Test)
Ab 35	F/M	1x/alle 3 Jahre Gesundheits-Check-up zur Früherkennung z. B. von Nieren-, Herz-Kreislauf-Erkrankungen und Diabetes
Ab 35	F/M	1x/alle 2 Jahre Hautkrebs-Screening
Ab 35	F/M	Einmaliges Screening auf Hepatitis B und Hepatitis C
Ab 45	M	1x/Jahr Untersuchung zur Krebsfrüherkennung der Genitalien und Prostata
Ab 50	F/M	1x/alle 2 Jahre Darmkrebs-Screening mittels Blutnachweis im Stuhl sowie in größeren Abständen mittels Dickdarmspiegelung
50–75	F	1x/alle 2 Jahre Mammographie-Screening
Ab 65	M	Einmaliges Ultraschall-Screening bez. Bauch-Aorten-Aneurysma

hier spezielle Vorsorgeuntersuchungen, wie sie z. B. im Rahmen einer Schwangerschaft oder bei bestimmten Berufsgruppen empfohlen werden.

Keine Sorge, ich möchte Ihnen mit den nun folgenden Ausführungen diese Vorsorgeuntersuchungen auf keinen Fall madig machen, sondern Sie eher ermuntern, zu überlegen, wo Sie bald wieder aktiv werden sollten. Was bei der Vorsorge-Übersicht aber auffällt, ist, dass fast alle empfohlenen Untersuchungen im Erwachsenenalter dazu dienen, bereits eingetretene Krankheitszustände zu erkennen. Auch werden die meisten Untersuchungen nur punktuell durchgeführt, sodass ein Verlauf über die Zeit – vielleicht sogar entlang von Perzentilen wie bei Kindern – nicht beobachtet werden kann.

Übertragen auf unsere persönlichen Finanzen wäre das so, als würde mir meine Bank erst dann einen Kontoauszug zusenden, der mein überzogenes Konto anzeigt, nachdem ich bereits Privatinsolvenz anmelden musste (zum Glück nur ein hypothetisches Beispiel). Sprich: Die Warnung kommt zu spät, das Kind ist längst in den Brunnen gefallen.

Genau dieser reaktive, krankheitsbezogene Früherkennungsansatz steht im Gegensatz zum salutogenetischen Konzept, das die Kinderheilkunde prägt. In der Pädiatrie geht es darum, nicht nur Krankheiten, sondern Risiken so früh wie möglich (teils bereits wenige Stunden oder Tage nach der Geburt) systematisch und langfristig zu verfolgen und sie dann handlungsorientiert zu adressieren. Dadurch können gesundheitliche Probleme verhindert und das Gesundheitspotenzial der Kinder kann erhalten werden.

Um bei meinem Finanz-Beispiel zu bleiben: Statt mich erst über finanzielle Schwierigkeiten zu informieren, wenn es zu spät ist, wünsche ich mir eine Bank, die mich aktiv dabei unterstützt, meine Finanzen positiv zu entwickeln, z. B. durch frühzeitige Hinweise oder risikominimierende Investitionsberatung. Sie sollte also helfen, finanzielle Engpässe gar nicht erst entstehen zu lassen bzw. über lange Zeiträume mein Vermögen aufzubauen. Und das alles nach dem Pareto-Prinzip, also mit Fokus auf jene 20 Prozent Investments, die mir in meiner persönlichen Situation 80 Prozent des möglichen Effektes garantieren. So sollten Sie auch über Vorsorge-Investitionen in Ihre Gesundheit nachdenken: maximaler Effekt bei minimalem Aufwand.

Ich möchte Sie einmal mehr ausdrücklich dazu ermutigen, die regulären Vorsorgeuntersuchungen oder was Ihnen Ihre Krankenkasse sonst noch anbietet, wahrzunehmen. Doch die entscheidende Frage bleibt: Was können oder sollten Sie darüber hinaus tun, um Ihre individuellen Gesundheitsrisiken frühzeitig zu erkennen, langfristig orientiert anzugehen und damit Ihre Chancen auf eine persönliche erfolgreiche Alterungsreise zu maximieren? Welche vergleichbaren präventiven Maßnahmen könnten für Sie bzw. allgemein im Erwachsenenalter sinnvoll sein?

UM DIESE FRAGE zu beantworten, lohnt es sich, einen Blick auf die häufigsten Erkrankungen zu werfen, an denen Frauen und Männer in Deutschland leiden und die in direktem Zusammenhang mit einem beschleunigten Alterungsprozess und einer verkürzten Lebenserwartung stehen. Das Lebenszeitrisiko variiert hierbei je nach Erkrankung, Geschlecht und individuellen Risikofaktoren.

Wundern Sie sich nicht: Da verschiedene Erkrankungen auch in Kombination auftreten oder eine Erkrankung das

Auftreten einer weiteren Krankheit begünstigt (z. B. fördert eine bestehende Zuckerkrankheit, also Diabetes, die Entstehung von Nieren- oder Herz-Kreislauf-Erkrankungen) liegt die Summe über 100 Prozent. Beispielhaft habe ich eine Top-5-Liste, zusammengestellt:

1. **Herz-Kreislauf-Erkrankungen**
   Sie zählen zu den häufigsten Erkrankungen weltweit. Etwa ein Drittel aller Männer und aller Frauen sterben daran, aber die tatsächliche Erkrankungshäufigkeit (Morbidität) liegt weit höher, da nicht alle Herz-Kreislauf-Erkrankungen zum Tod führen.
2. **Krebsrisiko im Laufe des Lebens**
   Es liegt in Deutschland für Männer bei etwa 50 Prozent und für Frauen bei etwa 43 Prozent. Dies bedeutet, dass fast die Hälfte aller Menschen im Laufe des Lebens an einer bösartigen Neubildung erkrankt.
3. **Zuckerkrankheit (Diabetes mellitus Typ 2)**
   Das Lebenszeitrisiko, daran zu erkranken, liegt bei etwa 30 Prozent – Tendenz steigend.
4. **Psychische Erkrankungen**
   Auch sie sind weit verbreitet. Studien zeigen, dass etwa 30 Prozent der Bevölkerung im Laufe ihres Lebens an einer psychischen Störung leiden. Die häufigsten Diagnosen sind Angststörungen und Depressionen.
5. **Demenz**
   Westliche Gesellschaften (über)altern, da wir uns immer weniger Kinder leisten wollen. Das erhöht die Demenzrate in unserer Gesellschaft. Bei den über 80-Jährigen ist derzeit etwa ein Drittel betroffen.

Diese Übersicht macht deutlich, dass wir alle einem erheblichen Risiko ausgesetzt sind, chronische Krankheiten zu entwickeln, die unseren Alterungsprozess beschleunigen und unser Potenzial, möglichst lange ein aktives Leben zu führen (= erfolgreiche Alterungsreise), verringern. Die regulären Vorsorgeuntersuchungen erfassen nur einen begrenzten Teil dieser Erkrankungen – oft wenn es schon zu spät ist.

Umfassendere Vorsorgestrategie

Wie könnte also Ihre umfassendere Vorsorgestrategie aussehen, die diese vielfältigen Krankheitsrisiken frühzeitig erkennt und gezielt adressiert, ähnlich wie es in der Kinderheilkunde Standard ist?

- Individuelle Risikobewertung: Durch eine Analyse Ihrer familiären Krankheitsgeschichte (z. B. Herzinfarkt oder Schlaganfall von Vater, Mutter oder Geschwistern, insbesondere vor dem 55. Lebensjahr) und Ihrer Lebensstilfaktoren (Rauchen!) können spezifische Risiken identifiziert und gezielte Präventionsmaßnahmen entwickelt werden (z. B. Analyse Ihrer Blutfette, Raucherentwöhnung).
- Erweiterte diagnostische Tests: Der Einsatz fortschrittlicher diagnostischer Verfahren wie spezialisierter Bluttests zur Früherkennung von Krebsarten kann die Diagnosestellung in frühen Stadien ermöglichen und die Behandlungsergebnisse verbessern.
- Biomarker im Kontext/Denken in Verläufen: Es lässt sich z. B. an der Messung des glykosylierten Hämoglobins (HbA1c) gut illustrieren, wie wichtig es ist, biologische Marker nicht punktuell, sondern im zeitlichen Verlauf zu betrachten. Ähnlich wie ich es zuvor am Beispiel der Perzentilen beschrieben habe, geht es nicht um einen

einzelnen Messwert, sondern darum, ob sich ein Parameter über längere Zeit in einem stabilen, gesunden Bereich bewegt – oder ob er beginnt, auf eine ungünstigere „Bahn“ zu geraten. Dieses Prinzip gilt nicht nur für den Zuckerstoffwechsel, sondern ebenso für andere zentrale Regulationssysteme wie etwa den Blutdruck, den Fettstoffwechsel oder Entzündungsmarker. Verschiebt sich ein solcher Marker dauerhaft in Richtung einer höheren Risikoperzentile, ist das ein frühes Warnsignal. In diesem Stadium lässt sich durch gezielte Diagnostik und Lebensstilinterventionen häufig noch gegensteuern, lange bevor sich manifeste Erkrankungen wie z. B. Prädiabetes oder Diabetes mellitus Typ 2 entwickeln.

- Kontinuierliches Monitoring: Der Einsatz von *Wearables* (tragbare Technologie wie Smartwatches, Fitnesstracker etc.) und mobilen Gesundheitsanwendungen ermöglicht Ihnen eine fortlaufende Überwachung von Vitalparametern, z. B. Ihrer Herzraten-Variabilität (HRV) als möglicher Stressmarker. Zum Teil erlauben solche Anwendungen sogar das Erfassen von Vorhofflimmern (z. B. Apple Watch ab Series 4, Samsung Galaxy Watch 3 und ähnliche Tracker), einer Herzrhythmusstörung. In diesem Fall ist das Aufsuchen eines Herzspezialisten zwingend und umgehend vonnöten.

Lassen Sie mich das oben genannte Konzept an einem persönlichen Beispiel erklären: Eine gute Freundin hatte bei wiederholten Messungen ihres glykosylierten Hämoglobins Werte im oberen Normbereich (Übergang von der 80-Prozent- auf die 90-Prozent-Perzentile). Für sich allein betrachtet war dieser Wert (noch) normal, stieg aber an und deutete so auf ein erhöhtes Risiko für die gefürchtete Zuckerkrankheit hin.

Das salutogenetische Konzept möchte nicht nur Krankheiten, sondern auch Risiken so früh wie möglich systematisch und langfristig verfolgen.

Da sie schlank ist und auch keine anderen Erkrankungen hat, die diesen Wert erklären konnten, suchte sie einen Diabetologen auf, einen Spezialarzt für Zuckerstoffwechsel-Probleme. Er führte zusätzliche Blutuntersuchungen durch, u.a. auf Antikörper, die gegen die insulinproduzierenden Zellen in der Bauchspeicheldrüse gerichtet sein könnten. Solche Autoimmunprozesse können nämlich auch bei schlanken, sportlichen Menschen zur Entstehung einer Zuckererkrankung beitragen.

Anschließend musste sie sich einem sogenannten oralen Glukosetoleranztest (oGTT) unterziehen. Dabei trank sie eine Lösung mit 75 Gramm reinem Zucker, das entspricht etwa der Zuckermenge von 750 ml Cola. Im Verlauf der folgenden zwei Stunden wurde ihr mehrmals Blut abgenommen, um zu überprüfen, wie gut ihr Körper mit dieser Zuckerflut umgehen konnte: Reagiert die Bauchspeicheldrüse schnell und effektiv mit Insulinausschüttung? Oder steigen die Blutzuckerwerte übermäßig an und bleiben zu lange erhöht?

Denn genau solche oft unbemerkt verlaufenden überschießenden Zuckerspitzen führen langfristig zur „Karamellisierung", nicht nur der roten Blutzellen (was den HbA1c-Wert steigen lässt), sondern auch von Gefäßzellen, Nervenzellen und vielen anderen Strukturen im Körper. Über Jahre hinweg begünstigen diese Prozesse genau jene Spätfolgen, für die die Zuckerkrankheit so gefürchtet ist: Nierenversagen, Erblindung oder schlecht heilende Wunden.

Aber zurück zu meiner Freundin. Am Ende ihrer diagnostischen Odyssee – inklusive Blutuntersuchungen, Belastungstests und Spezialsprechstunden – waren alle Werte unauffällig. Keine Antikörper, keine gestörte Insulinproduktion, kein auffälliger Verlauf beim Glukosetoleranztest. Und doch: Der HbA1c-Wert blieb hartnäckig erhöht. Bis der Diabetologe eine Vermutung äußerte, die zunächst fast banal klang und doch einen entscheidenden Unterschied machte: Am Ende blieb als Erklärung lediglich ihre „geringe Muskelmasse" übrig (unsere Muskulatur ist ein sehr stoffwechselaktives Organ, auf das ich im nächsten Kapitel genauer eingehen werde). Nachdem sie anschließend, unterstützt durch einen Fitnesstrainer, regelmäßiges Krafttraining zu Ihrem Hobby gemacht hatte, zeigte sich ihr HbA1c-Wert rückläufig – allgemeine Entwarnung.

Wie könnte Ihre Glaskugel „de luxe" aussehen?

Im Oktober 2022 erregte ein Artikel im *Handelsblatt* meine Aufmerksamkeit. Darin wurde über einen Bluttest berichtet, der verspricht, Krebserkrankungen bereits in einem sehr frühen Stadium zu erkennen – noch bevor Symptome auftreten. Entwickelt wurde dieser Test von Wissenschaftler:innen, die zuvor am Deutschen Krebsforschungszentrum (DKFZ) in Heidelberg gearbeitet und ihre Idee für einen neuartigen Krebstest in einem Startup namens Zyagnum™ in Darmstadt ausgründen konnten. Die Idee dahinter klang für mich faszinierend: Unsere Immunzellen als „Spürhunde“ zu nutzen, die verräterischen Signale von Tumoren aufspüren können, lange bevor herkömmliche Methoden überhaupt anschlagen.

Ich wollte mehr erfahren, also suchte ich in wissenschaftlichen Datenbanken nach Belegen und Studien für diesen Test. Ich beließ es aber nicht dabei, sondern wollte der Sache tiefer auf den Grund gehen. Ich nahm Kontakt zum Geschäftsführer der Firma auf und nur wenige Tage später saß ich mit dem Gründerteam in einer Videokonferenz. Seit diesem Gespräch und einem anschließenden Besuch der Firmenzentrale hat mich das Konzept nicht mehr losgelassen. So sehr, dass ich den Test einmal jährlich bei mir selbst auf eigene Kosten durchführen lasse.

Bekannte und Freunde hingegen sind noch zurückhaltender. Sie machen den Test noch nicht, denn sie fürchten sich vor einem sogenannten „falsch positiven“ Ergebnis, also einem Befund, der auf Krebs hindeutet, obwohl gar keine Erkrankung vorliegt. Ein solcher Irrtum kann belastend sein: durch die Sorgen und weil er weitere, zum Teil unangenehme Untersuchungen nach sich ziehen kann. Gerade bei sensiblen Themen wie Krebsfrüherkennung ist es daher wichtig abzuwägen, wie man persönlich mit solchen Unsicherheiten umgehen möchte. Für mich steht fest: Ich will der Wahrheit lieber so früh wie möglich ins Auge blicken, um meine Chancen im Falle einer Erkrankung zu verbessern.

WER SICH MIT medizinischen Tests auseinandersetzt – ganz gleich ob zur Früherkennung von Krebs oder anderen

Eine klug gewählte Vorsorgestrategie mit individuell passenden Tests ist mehr als ein Frühwarnsystem. Sie kann der Ausgangspunkt sein für Ihre ganz persönliche und erfolgreiche Alterungsreise.

Erkrankungen –, stößt früher oder später auf drei zentrale Begriffe: Sensitivität, Spezifität, positiver Vorhersagewert. Klingt technisch und ist es auch. Aber diese Begriffe sind entscheidend, um die Aussagekraft eines Tests richtig einzuordnen.

Vereinfacht gesagt: Die Sensitivität beschreibt, wie empfindlich ein Test eine Krankheit erkennt, wenn sie tatsächlich vorhanden ist. Je höher die Sensitivität, desto seltener bleiben echte Krankheitsfälle unentdeckt und desto weniger sogenannte „falsch negative" Ergebnisse treten auf.

Die Spezifität hingegen beschreibt, wie gut ein Test gesunde Menschen als „gesund" beschreibt. Ein Test mit hoher Spezifität produziert nur selten „falsch positive" Ergebnisse.

Der positive Vorhersagewert schließlich gibt an, wie wahrscheinlich es ist, dass ein positives Testergebnis tatsächlich auf eine Erkrankung hinweist. Er hängt nicht nur von den Testeigenschaften, sondern auch von der Häufigkeit der Erkrankung in der getesteten Bevölkerung ab.

Idealerweise wäre ein Test beides, zu 100 Prozent sensitiv und spezifisch, aber so etwas gibt es in der Realität nicht. In der Praxis bedeutet das: Jeder diagnostische Test ist ein Kompromiss. Manche erkennen sehr zuverlässig auch kleinste Krankheitszeichen, nehmen dafür aber in Kauf, hin und wieder auch falschen Alarm zu schlagen. Andere sind besonders verlässlich darin, Entwarnung zu geben, übersehen aber im Gegenzug manchmal erste Anzeichen einer Erkrankung.

Genau hier liegt das Dilemma, gerade bei Krebs. Denn ein Test, der zu viele falsche Signale sendet, kann Menschen unnötig in Angst versetzen. Und einer, der zu wenig erkennt, wiegt die Nutzer:innen womöglich in falscher Sicherheit. Umso wichtiger ist es, dass man diese Tests nicht isoliert betrachtet, sondern im medizinischen Zusammenhang versteht: als Teil einer Gesamtabwägung und idealerweise begleitet durch Ärztinnen und Ärzte, die helfen können, die richtigen Schlüsse zu ziehen.

Das gilt natürlich nicht nur für Krebs. Auch bei Tests zur Risikoabschätzung für kardiovaskuläre Erkrankungen (z. B. Herzinfarkt oder Schlaganfall) spielen Sensitivität, Spezifität und der positive Vorhersagewert eine zentrale Rolle. Gerade weil viele diese Erkrankungen häufig sind, aber kaum Frühwarnzeichen bieten, wächst das Interesse an Verfahren, die bereits früh auf ein erhöhtes Risiko aufmerksam machen können.

Um den positiven Vorhersagewert eines Risikotests zu verbessern, nutzen Mediziner:innen das Konzept der „Anreicherung“, also den Einsatz von Tests nur bei einer gezielten Auswahl von Personen mit erhöhtem Erkrankungsrisiko. Wenn man Tests nicht quer durch die ganze Bevölkerung streut, sondern gezielt dort einsetzt, wo Risikofaktoren gehäuft vorzufinden sind (z. B. ab einem bestimmten Alter, bei familiärer Belastung oder wenn bereits eine Bluthochdruck-Erkrankung vorliegt), erhöht dies den Vorhersagewert.

Mit anderen Worten: Die Trefferquote verbessert sich. In der Praxis bedeutet dies, dass Tests ihren größten Nutzen nicht im Gießkannenprinzip entfalten, sondern dann, wenn sie in eine fundierte Risikoabschätzung eingebettet sind – manchmal auch genetisch.

Genetisches Frühwarnsystem

Neuerdings kommen sogenannte „polygenetische Risikoscores" ins Spiel, eine neue Generation genetischer Tests, die aus einer Vielzahl kleiner Genvarianten ein individuelles Risikoprofil berechnen können. Diese Verfahren analysieren nicht nur ein einzelnes „Risikogen", sondern Tausende kleinster Genvarianten, sogenannte *Single Nucleotide Polymorphisms* (SNPs), also Veränderungen in unserem Erbgut, die keine Mutation darstellen, aber zum Teil mit Erkrankungsrisiken assoziiert sind. In großen Studien wurden bestimmte SNP-Muster z. B. mit einem erhöhten Brustkrebs-, Typ-2-Diabetes- oder Herzinfarktrisiko in Verbindung gebracht.

Anders als klassische Diagnosetests liefern diese polygenetischen Risikoscores keine Aussage darüber, ob jemand aktuell krank ist, sondern sie geben einen Wahrscheinlichkeitswert an, im Laufe des gesamten Lebens eine bestimmten Krankheit zu bekommen – sozusagen als ein genetisches Frühwarnsystem. Ein Mensch mit hohem polygenetischem Risiko für z. B. die Verengung der Blutgefäße, die das Herz versorgen (koronare Herzerkrankung), weist ein vielfach erhöhtes Risiko auf, einen Herzinfarkt oder Schlaganfall zu erleiden, und sollte daher seine veränderbaren Risikofaktoren (z. B. Fettstoffwechselwerte, HbA1c) in den Fokus nehmen.

Diese Art von genetischen Risikoprofil-Analysen sind noch nicht als Standardtests etabliert, können aber in Zukunft zu einem wichtigen Puzzleteil in der personalisierten Prävention werden, vor allem, wenn man sie mit klassischen Risikofaktoren wie Alter, Lebensstil, Blutdruck oder Familienanamnese kombiniert. Auch hier gilt: Ein Test allein ersetzt kein Gespräch mit der Ärztin oder dem Arzt. Aber er kann helfen, Prioritäten zu setzen und vielleicht die eine oder andere präventive Maßnahme früher, konsequenter oder gezielter anzugehen.

Am Ende stellt sich also nicht nur die Frage, *ob* Sie Vorsorgetests nutzen, sondern *wofür*. Geht es allein darum, Krankheiten möglichst früh zu erkennen? Oder geht es darum, Ihr persönliches Risikoprofil zu identifizieren und Sie langfristig bewusster und gezielter zu adressieren? Vielleicht beides. Denn eine klug gewählte Vorsorgestrategie mit individuell passenden Tests ist mehr als ein Frühwarnsystem. Sie kann der Ausgangspunkt sein für Ihre ganz persönliche und erfolgreiche Alterungsreise.

Sie haben bereits gelesen, wie sich das biologische Alter abschätzen lässt – etwa über molekulare „Uhren“, Telomeranalysen, epigenetische Muster oder regelbasierte Verfahren (siehe S. 52). Doch all diese Methoden entfalten ihren eigentlichen Wert nur im richtigen Kontext, und der beginnt mit einer klaren Bestandsaufnahme Ihrer größten Gesundheitsrisiken: jener Faktoren also, die besonders häufig zu chronischen Erkrankungen (hoher Blutdruck, Fettstoffwechselstörungen, chronische Entzündungen oder genetische Belastungen) führen. Es sind die „großen Brocken" der Prävention, die zentralen Stellschrauben, an denen es sich frühzeitig zu drehen lohnt.

Wenn Sie diese Risikofaktoren systematisch erfassen und angehen, werden „Alterstests" mehr als nur eine Zahl. Sie werden zum Spiegel Ihres Lebensstils und zur Standortbestimmung auf Ihrem Weg zu mehr Lebenszeit in Gesundheit. Wie eine Kontostand-Anzeige helfen sie dabei, Ihre Investitionen in die eigene Gesundheit zu prüfen und über längere Zeiträume auch klüger zu steuern.

Gute Prävention erkennt nicht nur potenzielle Erkrankungen. Sie schafft die Grundlage dafür, das biologische Alter als das zu verstehen, was es ist: eine veränderbare Größe. Ein persönlicher Gesundheitsindikator. Und vielleicht auch ein leiser Anstoß, sich selbst ein Stück wichtiger zu nehmen.

Wie werden Sie Ihr eigener Gesundheits-Investitionsberater?

Sie können bereits heute, bevor Sie irgendeinen Bluttest durchführen, in nur ca. 15 Minuten mit Ihrer Gesundheitsreise beginnen und eine erste Einschätzung Ihres biologischen Alters bekommen. Alles, was Sie dazu brauchen, ist a) eine möglichst objektive Herangehensweise, b) eine Waage und c) ein Maßband und/oder Metermaß.

Lassen Sie uns mit einer möglichst objektiven Herangehensweise beginnen. Stellen Sie sich bitte vor, Sie müssten jetzt Ihr persönliches Gesundheits-„Vermögen" abschätzen. Was sind Ihre wichtigen Gesundheits-Anlageklassen? Dies sind z.B. gesunde Ernährung, körperliche Bewegung, Verzicht auf Alkohol und Nikotin, ein sinnerfülltes Leben mit guten Beziehungen. Fragen danach, wie oft Sie z.B. wöchentlich Sport treiben, sollten Sie also so objektiv wie möglich beantworten. Hier kann es auch helfen, wenn Sie sich einen „Gutachter" (etwa Ihre Partnerin oder Ihren Partner) an die Seite holen, die/der mit überlegt, ob sich Ihre Antworten mit der Realität decken oder ob sich ein paar Denkfallen eingeschlichen haben.

Mithilfe der Waage messen Sie Ihr Körpergewicht (KG) und dann berechnen Sie zusammen mit Ihrer Körperlänge (L) Ihren sogenannten Body-Mass-Index (BMI). BMI = KG/(LxL), in Worten: Körpergewicht in Kilogramm geteilt durch das Quadrat Ihrer Körperlänge in Meter. Die Einheit des BMI lautet „kg/m^2". Mit dem Maßband messen Sie dann noch Ihren Bauchumfang. Dazu messen Sie morgens vor dem Frühstück in entspannter Atemruhelage, stehend und mit freiem Oberkörper – idealerweise vor einem Spiegel. Es wird die Stelle mit der stärksten Vorwölbung gemessen, etwa zwei Fingerbreit über dem Beckenkamm oder rund 2 cm unterhalb des Nabels.

Jetzt können Sie loslegen und Ihr biologisches Alter abschätzen. Als Grundlage für diese Abschätzung haben Wissenschaftler:innen in mühevoller Arbeit viele Menschen über längere Zeiträume immer wieder untersucht und Zusammenhänge etwa zwischen BMI oder Bauchumfang oder bestimmten Labortests und der Wahrscheinlichkeit des Auftretens einer Erkrankung hergestellt.

In den USA gibt es die Framingham-Studie, die seit 1948 systematisch die Ursachen und Risiken von Herzkrankheiten und Arteriosklerose beforscht. Die Studie hat wesent-

Gute Prävention schafft die Grundlage dafür, das biologische Alter als das zu verstehen, was es ist: eine veränderbare Größe. Ein persönlicher Gesundheitsindikator.

lich zur Identifizierung von Risikofaktoren wie Übergewicht, vergrößertem Bauchumfang, erhöhtem Cholesterinspiegel, Bluthochdruck oder erhöhtem Blutzucker beigetragen.

Auch bei uns in Deutschland gibt es ähnliche Beobachtungsstudien, so z. B. die PROCAM-Studie von Professor Gerd Assmann: Die *Prospektive Cardiovaskular Münster Study* ist eine Beobachtungsstudie zur Erforschung der Ursachen der koronaren Herzkrankheit. Basierend auf den Ergebnissen dieser Studie wurde der PROCAM-Test entwickelt, der es möglich macht, Ihr individuelles Risiko für einen Herzinfarkt oder einen Schlaganfall in den nächsten zehn Jahren abzuschätzen (PROCAM-Gesundheitstest der Assmann-Stiftung).

Wenn man verschiedenste Beobachtungsstudien und deren Ergebnisse kombiniert, dann ergibt sich folgendes (vereinfachtes) Bild: Ausgehend von Ihrem chronologischen Alter nach Geburtsdatum müssen Sie Jahre addieren, wenn z. B. Ihr Bauchumfang einen gewissen Wert überschreitet. Oder Sie dürfen Jahre abziehen, wenn Sie z. B. häufig Obst und Gemüse essen. Regelmäßiger Obst- und Gemüsekonsum wirkt wie ein kleiner Jungbrunnen: Frauen und Männer, die mehrmals täglich zugreifen, altern biologisch gesehen bis zu vier Jahre langsamer.

Idealerweise könnten Sie bei Ihrer Hausärztin oder Ihrem Hausarzt noch einige wenige Laborwerte (z. B. die Blutfette LDL und HDL oder den schon öfter erwähnten Wert HbA1c) erfragen und in die Abschätzung einbeziehen.

Wenn Sie, liebe Leserin und lieber Leser, diese Übung für verschiedenste Fragen (u. a. auch zu Stress, Familien-Vorgeschichte oder Bewegungs- und Ernährungsgewohnheiten) einmal für sich durchführen, dann erhalten Sie letztendlich einen Wert, den Sie Ihrem chronologischen Alter gegenüberstellen können: Ihr sogenanntes biologisches Alter. Um Ihnen die Berechnung zu erleichtern, finden Sie auf meiner (teils kostenpflichtigen) Webseite scalable-longevity.com alle genannten Fragen systematisch aufbereitet (QR-Code siehe S. 245). Dies ermöglicht Ihnen eine erste Abschätzung Ihres biologischen Alters.

Im Idealfall ist Ihr biologisches Alter deutlich kleiner als Ihr chronologisches Alter. Aber – um die Kirche im Dorf zu lassen – diese Berechnung des biologischen Alters dient vor allem für eine erste Orientierung. Wo sind die Handlungsfelder, in die es sich für Sie am meisten zu investieren lohnt? Wenn Sie an fünf Tagen pro Woche eine halbe Stunde Sport treiben, kann es z. B. effektiver für Sie sein, Ihre Ernährung zu verbessern, statt noch mehr Sport zu machen.

WELCHE EFFEKTE können Sie bei einem langfristigen (!) Investment in diese Handlungsfelder an hinzugewonnener gesunder Lebenszeit erwarten? Heute ist das individuelle Krebs- oder Demenzrisiko bei diesen regelbasierten Rechenvorschriften noch deutlich unterrepräsentiert, aber an verschiedenen Hochschulen und Forschungsinstituten weltweit wird an neuen Algorithmen geforscht, um das biologische Alter besser messen zu können und auch Demenz- und Krebsrisiken gezielter zu berücksichtigen.

Das Angebot an weiterführenden Vorsorgeuntesuchungen ist generell sehr vielfältig und im Grunde nach oben offen. Vielleicht haben Sie einen Netflix-Zugang? Wenn ja, schauen Sie sich bitte einmal die Dokumentation über den eingangs erwähnten Bryan Johnson an. In dem Film „Don't Die: The Man Who Wants to Live Forever" wird beschrieben, welchen Aufwand der Multimillionär Johnson betreibt, um seine Alterungsrate zu reduzieren. In Bezug auf das Thema Vorsorge unterzieht er sich z. B. regelmäßig einer Magnetresonanz-Tomographie (MRT). Für mich stellt sich hier die Frage, welcher Aufwand den Nutzen (noch ausreichend) maximiert und rechtfertigt.

Sie sollten auch überlegen, welche Nebenwirkungen mit einer Vorsorgeuntersuchung einhergehen. Neben Zeitaufwand und Kosten gehört dazu evtl. auch Strahlenbelastung, etwa bei einer Mammographie oder einer Computertomographie Ihrer Herzkranzgefäße, die beide Röntgenstrahlung nutzen. In der Toolbox ab S. 229 habe ich Informationen zu Kosten, angemessener Häufigkeit der Durchführung und möglichen Nebenwirkungen aufgeführt.

Jetzt haben Sie ein Verständnis davon, wie Sie Ihre wichtigsten Handlungsfelder identifizieren können. Bleibt noch die Frage, was Ihre Investments langfristig an Zugewinn bringen. Wissenschaftler:innen haben z. B. berechnet, dass jede Zigarette, die Sie rauchen, Sie um 30 Minuten altern lässt, bzw. Ihre biologische Uhr um eine halbe Stunde weiterdreht. Daraus wird auch klar, dass – ähnlich wie in der

Finanzwelt – Effekte nur dann zu erwarten sind, wenn es Ihnen gelingt, über längere Zeiträume regelmäßig (!) in verschiedene Handlungsfelder oder „Asset-Klassen" (also Bewegung, Sport, gesunde Ernährung usw.) zu investieren.

Wie meine persönliche Vorsorgestrategie aussieht?

Aus meiner Familienvorgeschichte ergibt sich ein erhöhtes Risiko für Herz-Kreislauf- und Krebserkrankungen. Daher nutze ich einmal pro Jahr eine Untersuchung bei meiner Hausärztin, bei der sie meine Blutfette untersucht und einen Screeningtest für Prostata-Krebs sowie den PanTum-Detect™-Krebs-Test anwendet. Weiterhin testet sie meinen HbA1c-Wert. Daneben suche ich in größeren Abständen eine spezialisierte Vorsorgeklinik auf, um durch gezieltere Untersuchungen z. B. nach Ablagerungen in meinen Blutgefäßen (Arteriosklerose) zu suchen.

Die genannten Beispiele sind natürlich an meinem Risikoprofil orientiert und gehen über den „normalen", von der Krankenkasse übernommenen Vorsorgeaufwand, den ich ebenfalls nütze, hinaus. Ich bin aber davon überzeugt, dass diese Investitionen für mich sinnvoll sind und langfristig ein *Return-on-Investment* liefern. Wie, warum und mit welchen Maßnahmen ich nach dem 20/80-Pareto-Prinzip in die wichtigsten Handlungsfelder investiere, erfahren Sie in den folgenden Kapiteln.

Entscheidend ist dabei immer, welche Maßnahmen man wählt, und ob es gelingt, sie langfristig und mit möglichst wenig Reibungsverlust in den Alltag zu integrieren.

SHORTCUT

Wie Kinderärzt:innen über Vorsorge denken

- Vorsorge, um Risiken zu identifizieren, die modifiziert werden können
- Fokus auf Salutogenese und langfristige Gesundheitsfürsorge
- Gezielte Investitionen in verschiedene Gesundheits-Sphären

Ansätze aus der Pädiatrie für ein gesundes Altern

Die regulären Vorsorgeuntersuchungen klären zumeist nicht jene Risiken ab, die zu den häufigsten unser gesundes Altern bedrohenden Erkrankungen führen können.

Lernen Sie Ihr biologisches Alter abzuschätzen und individuelle Handlungsfelder zu identifizieren.

Werden Sie selbst tätig und entwickeln Sie Ihre eigene Vorsorgestrategie.

Nutzen Sie die Übersicht in der Toolbox am Ende des Buches zur Erweiterung Ihrer individuellen Vorsorgestrategie, um noch heute in die Planung zu kommen.

Strategieschraube 2: Bewegung mit Spaß in jedem Alter

MEINE ELTERN sind beide in ihren 80er-Lebensjahren. Krankheiten haben sie über die Jahre immer wieder zurückgeworfen und mit der Zeit wurden sie zunehmend vergesslich. Was man im Alltag oft noch freundlich als „Schusseligkeit" bezeichnet, trägt in der Medizin einen ernsteren Namen: Demenz. Und wenn Sie sich anschauen, was die moderne Wissenschaft dagegen derzeit zu bieten hat, werden Sie schnell feststellen: Die Wunderpille, die alles heilt, gibt es (noch) nicht.

Also habe ich ein kleines Experiment gewagt. Ich habe für meine Eltern einen Personal Trainer engagiert. Anfangs waren sie alles andere als begeistert. Ihr eher gemächlicher Alltag wurde plötzlich vom „Muskelmann" gestört – so nannten sie ihren wöchentlichen Besucher zunächst, weil sie sich seinen Namen nicht merken konnten. Doch dann geschah etwas Unerwartetes. Nachdem wir die Trainingsfrequenz erhöht hatten, begannen sich Dinge zu verändern. Sie erinnerten sich plötzlich an den Namen ihres Trainers. Und nicht nur das: Sie berichteten mit sichtlicher Freude von den kleinen Anekdoten und Scherzen, die er ihnen während der Übungen erzählte. Ihre Muskeln wuchsen vielleicht nicht sichtbar, aber ihre Lebensfreude kehrte zurück. Und mit ihr ein Stück ihrer Erinnerung.

Nicht Medikamente, sondern Bewegung war es, die ihre Gedanken wieder wach kitzelte und damit auch ein kleines Stück Lebendigkeit in ihr Leben zurückbrachte.

DASS BEWEGUNG auf das Denkvermögen wirkt, ist keine bloße Hoffnung, sondern zunehmend wissenschaftlich belegt. Einer meiner Doktoranden konnte dies in seiner Doktorarbeit eindrucksvoll nachweisen (https://www.go4community.de/go4cognition/). Gemeinsam mit Forschenden der Ruhr-Universität Bochum und der Universität Witten/Herdecke zeigte er, dass insbesondere Menschen mit beginnender Demenz signifikant von gezielten Bewegungsinterventionen profitieren – nicht nur körperlich, sondern auch kognitiv.

Es ist daher kaum verwunderlich, dass der Evolutionsbiologe Daniel Lieberman in seinem Buch „Exercised“ zu dem Schluss kommt: „Wir sind nicht dafür gemacht, Sport zu treiben, aber dafür gemacht, uns zu bewegen.“

Dieses Zitat bringt auf den Punkt, worum es mir geht: Bewegung nicht als Pflichtübung oder als Selbstoptimierungsprojekt zu begreifen, sondern als natürlichen Teil unseres Lebens. Deshalb trägt dieses Kapitel auch ganz bewusst den Begriff „Bewegung“ in der Überschrift und nicht „Sport“ oder gar „Training“. Bewegung klingt unspektakulär. Vielleicht nach einem Spaziergang. Oder nach schlechtem Gewissen, weil man wieder den ganzen Tag gesessen ist.

Tatsächlich aber ist Bewegung einer der wirkungsvollsten, wissenschaftlich am besten belegten und gleichzeitig am meisten unterschätzten Hebel für gesundes Altern. Und ich spreche (noch) nicht vom Marathonlauf oder Bodybuilding im Fitnessstudio, sondern von den alltäglichen Reizen, die unser Körper seit Jahrtausenden kennt und die er auch heute noch braucht: Gehen, Hocken, Aufstehen, Laufen, Tragen.

Was Bewegung mit unserem Steinzeit-Gehirn zu tun hat

Das Problem liegt nicht am Wissen. Wir alle wissen, dass Bewegung gut für uns ist. Aber Bewegung kostet Energie, und genau hier kommt unsere Biologie ins Spiel: Unser Körper ist ein Effizienzsystem. Evolutionsbiologisch sind wir darauf programmiert, möglichst wenig Energie zu verbrauchen, solange es keinen unmittelbaren Überlebensvorteil bringt.

Wenn wir also vor der Wahl stehen, eine Treppe zu steigen oder die Rolltreppe zu nehmen, entscheiden sich 98 Prozent der Menschen für den bequemeren Weg. Ein alltägliches Beispiel dafür bietet der Fernbahnhof am Frankfurter Flughafen: Eine breite Treppe führt hinauf zum Terminal, flankiert von zwei schmalen Rolltreppen. Was passiert? Die Treppe bleibt meist leer, während sich die Menschen auf den Rolltreppen drängen.

Michael Easter beschreibt dieses Phänomen in seinem Buch „The Comfort Crisis“ eindrucksvoll. Er zeigt, wie wir in nahezu allen Lebensbereichen – ob beim Essen, der Mediennutzung oder eben bei unserer Aktivität – Bequemlichkeit über gesunde Reize stellen. Seine Lösung? Bewusste, freiwillige Unannehmlichkeiten. Etwa durch ein jährliches Misogi. Was das ist, werde ich Ihnen in diesem Kapitel noch genauer erklären.

Ob man das so extrem braucht, sei dahingestellt. Vielleicht genügt es fürs Erste, wenn Sie zur „Bewegungs-Minderheit“ gehören: zu den zwei Prozent, die am Frankfurter Bahnhof die Treppe nehmen. Oder die mit dem Fahrrad zur Arbeit fahren. Oder die mittags nach dem Essen noch einen Spaziergang machen, statt sich direkt wieder vor den Bildschirm zu setzen. Mir geht es hier (noch) nicht darum, Sie zu animieren, Sport zu treiben, ich möchte Sie ermutigen, Bewegung ganz natürlich in Ihren Alltag zurückzubringen.

WAS WIR OFT VERGESSEN: Ihr Körper rechnet mit Bewegung. Sie ist nicht nur gut für Muskeln, Herz und Stoffwechsel, sondern beeinflusst auch Ihre Stimmung, Konzentration, Schlafqualität und sogar Ihr Immunsystem. Studien zeigen: Menschen, die sich regelmäßig bewegen, haben ein deutlich geringeres Risiko für Herz-Kreislauf-Erkrankungen, Diabetes Typ 2, Demenz, Depression – und sie altern messbar „langsamer“.

Die wissenschaftliche Evidenz ist überwältigend. Neuere Studien mit Daten aus Millionen von Smartwatches und Fitness-Trackern zeigen, dass bereits kleine Dosen an zusätzlicher Aktivität – seien es ein paar hundert Schritte mehr oder zehn Minuten zügiges Gehen – zu messbaren Vorteilen führen. Und nicht nur zu besseren Gesundheitswerten, sogar das Sterberisiko sinkt signifikant.

Unsere Vorfahren bewegten sich nicht, weil es gesund war, sondern weil es notwendig war. Und unser Körper erwartet diesen Reiz. Anders gesagt: Sie müssen nicht ins Fitnessstudio rennen, aber Sie sollten losgehen: Die Weltgesundheitsorganisation (WHO) empfiehlt mindestens 150 bis 300 Minuten moderate Bewegung pro Woche plus Krafttraining an zwei Tagen, idealerweise lebenslang. Klingt vernünftig, oder? Ist auch alles medizinisch gut belegt. Aber leider zugleich für viele Menschen im Alltag dennoch unrealistisch, weil andere Prioritäten (stressige Erwerbstätigkeit, Einkäufe, Kinder zur Schule bringen, Angehörige pflegen ...) Vorrang haben. Bei Ihnen auch?

Der Punkt, an dem wir die Schiffe verbrennen

Michael Easter spricht in seinem Buch „The Comfort Crisis" davon, dass wir manchmal alle „Schlupflöcher" schließen müssen, wenn wir wirklich etwas verändern wollen. Er nennt das *Burn the ships*-Prinzip.

Der Ausdruck geht auf eine historische Episode zurück: Im Jahr 1519 ließ der spanische Eroberer Hernán Cortés nach der Landung in Mexiko seine eigenen Schiffe verbrennen, um seinen Männern klarzumachen: Rückzug ist keine Option. Diese radikale Handlung machte aus Unsicherheiten Entschlossenheit; aus „Kann vielleicht klappen" wurde „Muss unbedingt klappen". Natürlich geht es hier nicht um heroische Eroberungen, sondern um etwas viel Alltäglicheres, aber nicht weniger Entscheidendes: mehr Bewegung in Ihr Leben zu bringen.

Klarerweise kenne ich Ihre Lebensumstände nicht, aber ich kann Ihnen von mir erzählen: 2008 habe ich den Arbeitgeber gewechselt und plötzlich hatte ich nicht mehr nur ein paar hundert Meter bis zur Arbeit, sondern sieben Kilometer. Ich stand vor der klassischen Entscheidung: Auto, Bahn oder Fahrrad?

Ich habe mich entschieden, meine „naheliegenden" Schiffe zu verbrennen. Genauer gesagt: Ich habe mein Auto verkauft, mir ein neues Fahrrad gekauft, wasserdichte Regenkleidung und einen soliden Rucksack. Damit war klar: Ich fahre Fahrrad, jeden Tag und bei jedem Wetter.

In der Männerumkleide traf ich dann morgens auf Kollegen, die ähnliche Wege gegangen waren – teils mit deutlich längerer Anfahrt. Einer von ihnen hatte sein Bahnticket so gewählt, dass er bewusst an einer Station früher aussteigen musste, um die letzten fünf Kilometer mit dem Rad zu fahren. Ein anderer Kollege parkte sein Auto etwas außerhalb, sodass er täglich mindestens 15 Minuten Fußweg in den Arbeitstag integrieren konnte bzw. musste, ganz ohne App, Trainingsplan oder Motivationstrick.

Wenn Bewegung in Ihrem Leben immer nur „auch noch irgendwie reinpassen muss", wird sie oft hinten runterfallen. Wenn sie hingegen ihre „Schiffe" abfackeln, ist sie nicht mehr mit dem inneren Schweinehund verhandelbar.

Welche Schiffe könnten Sie verbrennen?

- Vielleicht kündigen Sie den Parkplatz auf dem Firmengelände und laufen stattdessen vom nächsten Park-and-Ride?
- Vielleicht kaufen Sie sich ein gutes Fahrradschloss und lassen Ihr Rad einfach dauerhaft am Bahnhof stehen?
- Vielleicht packen Sie Ihr Fahrrad ins Auto und nutzen es

für den Rückweg von der Arbeit (und am nächsten Morgen wieder für den Hinweg)?
- Sie könnten sich auch einen Hund anschaffen, der Sie dazu zwingt, mindestens dreimal am Tag mit ihm rauszugehen.

Sie merken schon, die Möglichkeiten sind vielfältig. Das Leitmotiv an dieser Stelle ist, dass der Alltag keine Gegenentscheidung mehr für Sie treffen kann, denn Sie haben Ihre Umstände so „designed", dass es nur „bewegte Lösungen" gibt. Es geht mir hier nicht um Idealbilder, sondern um praktikable Strategien. Also keine Fitness-Mythen, sondern einfache Bewegungsideen, die Sie regelmäßig in Ihren Alltag integrieren können. Eine weitere dieser Ideen ist das bereits erwähnte Misogi-Prinzip.

Das Misogi-Prinzip

Wenn Sie Bewegung fest in Ihren Alltag integriert haben – durch clevere Entscheidungen, die keine Ausreden mehr zulassen –, ist bereits ein großer Schritt getan. Aber vielleicht kommt irgendwann der Punkt, an dem Sie spüren: Da geht noch mehr. Nicht nur im Sinne von „höher, schneller, weiter", sondern als nächste Stufe Ihrer Selbstwirksamkeit, eine Herausforderung, die Ihren bisherigen Rahmen sprengt. Die Ihnen auch Mut abverlangt.

Genau hier kommt das Misogi-Prinzip ins Spiel. Ursprünglich ist Misogi ein japanisches Reinigungsritual, bei dem Körper und Geist durch bewusstes Unbehagen geklärt werden. In der modernen Adaption bedeutet es: einmal im Jahr etwas tun, das Sie körperlich und mental an Ihre Grenze bringt – mit 50 Prozent Risiko, zu scheitern. Das klingt dramatisch? Ja, das ist es auch. Aber nicht im Sinne von übertriebener Selbstoptimierung oder totaler Selbstausbeutung, sondern als konzentriertes Gegenmittel zur Komfortzone, in der unser moderner Alltag uns so zuverlässig gefangen hält.

Misogi ist nicht der nächste Trainingsplan. Es ist eine Ansage an Sie selbst. Sie lautet: „Ich bin bereit, für eine gewisse Zeit meine Komfortzone zu verlassen, um etwas zu erleben, das mich wachsen lässt."

ICH HABE IHNEN im Vorwort bereits etwas über mich und meine Motivation erzählt, dieses Buch zu schreiben. Was Sie bislang noch nicht wissen, hat mit meiner Herkunft zu tun, genauer gesagt mit dem Ort, an dem ich aufgewachsen bin, einem kleinen Dorf mitten in der Pfalz, umgeben von Wäldern, soweit das Auge reicht. Meine Eltern leben noch immer in dieser schönen Gegend.

Mit etwa 12 Jahren begann ich, mich regelmäßig im Wald zu bewegen oder, wie ich es damals nannte: „Ich mache einen Waldlauf." Anfangs war das geprägt von Atemnot, Seitenstechen und einem deutlich spürbaren Anstrengungsgefühl. Aber schon nach den ersten Läufen stellte sich ein neues Gefühl ein: Ich hatte etwas geschafft, etwas nur für mich. Mit der Zeit konnte ich beim Laufen sogar innerlich abschalten, über Schulprobleme nachdenken oder einfach meine Gedanken treiben lassen. Die körperliche Belastung trat dabei immer mehr in den Hintergrund. Man würde heute wahrscheinlich sagen: Ich hatte erste Flow-Erlebnisse.

Während meines Wehrdienstes nahm ich schließlich zum ersten Mal an einem Halbmarathon teil. Dafür musste ich zwar gezielt trainieren, konnte aber auf eine solide Grundlage zurückgreifen. Einige Jahre später setzte ich mir ein neues Ziel: meinen ersten Marathon. So habe ich, Schritt für Schritt, über Jahre hinweg meine ganz persönlichen Misogis gesteigert – in Distanz, Anspruch und Vorbereitung.

Die Kombination aus Naturerlebnis und körperlicher Herausforderung ist für mich bis heute die schönste Form der Bewegung. Und so habe ich mich 2023 entschlossen, an einem ganz besonderen Misogi teilzunehmen: dem *Transalpine Run* (TAR), einem der härtesten Etappenläufe der Welt. Sieben Tage, rund 250 Kilometer, 15.000 Höhenmeter, hochalpines Gelände, Wetterumschwünge, Verletzungsrisiken. Nur etwa die Hälfte der rund 800 Starterinnen und Starter erreicht beim TAR regelmäßig das Ziel.

Ich begann neun Monate vorher mit der Vorbereitung – körperlich, logistisch, mental. Der TAR war für mich der Inbegriff eines modernen Misogi: eine Herausforderung, bei der man nicht weiß, ob man sie meistert, aber ziemlich sicher weiß, dass man nicht mehr derselbe ist, wenn man es versucht hat.

Im Jahr 2023 startete der TAR in Lech am Arlberg. Schon die erste Etappe nach St. Anton forderte alles: Bei über 30 °C im Schatten ging es über mehr als 30 Kilometer und 2000 Höhenmeter, eine gnadenlose Kombination aus Hitze, Höhe und Erschöpfung.

In den Folgetagen kühlte es zum Glück ab, und ich fand langsam einen Rhythmus, um mit der Anstrengung umzugehen. Doch in der Nacht vor der letzten Etappe bekam ich plötzlich Fieber und Halsschmerzen, der Corona-Schnelltest am nächsten Morgen war positiv. Der TAR war für mich im wahrsten Sinne des Wortes „gelaufen“.

Alles ziemlich blöd, aber auch eine wertvolle Lernerfahrung. Im Folgejahr 2024 ging ich erneut an den Start, diesmal mit noch besserer Vorbereitung – und mit FFP2-Maske bis zur Startlinie. Das Ergebnis: Nach sieben Tagen kam ich gesund und erschöpft, aber glücklich ins Ziel im italienischen Prad am Stilfserjoch.

Vielleicht denken Sie jetzt: „Das wäre nichts für mich, das traue ich mir auf keinen Fall zu." Doch Ihr Misogi muss kein Etappenlauf über die Alpen sein. Es kann etwas ganz anderes sein. Etwas, das Sie herausfordert. Misogi bedeutet ja, sich bewusst einer Aufgabe zu stellen, bei der Sie nicht wissen, ob Sie sie schaffen. Eine Herausforderung, bei der es *nicht* um die spezifische Leistung oder einen Vergleich mit anderen geht, sondern um Ihre persönliche Erfahrung. Um Wandel. Und um den Mut, aus Ihrer Komfortzone zu treten.

Für den einen kann das eine körperliche Grenzerfahrung sein, für die anderen ein beruflicher Neuanfang, ein schwieriges Gespräch, ein Schweigeretreat, ein Fastentag, ein Wochenende ohne Smartphone. Entscheidend ist nicht die Größe der Aufgabe, sondern ihre Bedeutung für Sie: Sie muss zu Ihnen passen und real die Möglichkeit des Scheiterns enthalten. Stellen Sie sich also bitte nicht die Frage: „Würde ich einen *Transalpine Run* schaffen?", sondern: „Was ist meine ganz persönliche Misogi-Herausforderung?"

Wie wird man zum Exerciser?

ES GIBT TATSÄCHLICH Menschen, die Bewegung nicht als lästige Pflicht, sondern als selbstverständlichen Teil ihrer

Identität erleben. Der Paläoanthropologe und Biologe Daniel Lieberman beschreibt in seinem Buch, warum das so ist, und nennt diese Menschen *Exerciser*.

Sein Ausgangspunkt ist spannend: Lieberman hat Naturvölker auf der ganzen Welt beobachtet, etwa die Tarahumara in Mexiko oder die San in der Kalahari-Wüste, und festgestellt, dass sie sich nur dann bewegen, wenn es notwendig ist. Beispielsweise jagen die San Tiere über viele Kilometer zu Fuß, aber nicht, weil sie sportliche Ziele verfolgen oder ihre Gesundheit optimieren wollen. Sie tun es, weil sie müssen. Sport, wie wir ihn kennen, ist eine moderne kulturelle Erfindung, die vielen indigenen Völkern schlicht fremd ist.

In unserer heutigen Welt müssen wir uns Bewegung aktiv zurückholen, denn für die wenigsten von uns ist sie noch überlebensnotwendig. Lieberman nennt zwei Wege, wie das gelingen kann.

1. **Gestalten Sie Ihr soziales Umfeld**

   Wenn Sie sich mit anderen Exercisern umgeben, erhöhen Sie die Chance, selbst aktiv zu bleiben. Beim TAR etwa ist Teamarbeit Pflicht: Aus Sicherheitsgründen läuft man in Zweierteams. In meinem Fall hatte ich das Glück, 2023 und 2024 mit unserer ältesten Tochter laufen zu können. Gemeinsames Training, gegenseitige Unterstützung, auch das Teilen von Tiefpunkten – das verbindet. Und es motiviert. Gleichzeitig entsteht dadurch auch ein positiver sozialer Druck: Wenn du absagst, enttäuschst du nicht nur dich selbst.

2. **Schließen Sie einen Vertrag mit sich selbst**

   Ein weiterer Hebel ist, dass Sie sich öffentlich oder symbolisch verpflichten. Man bezeichnet das auch als *Commitment Contract*, einen selbst gewählten Vertrag, der ein

Ziel so klar und verbindlich macht, dass die Wahrscheinlichkeit Ihres Dranbleibens drastisch steigt. Ein Misogi wirkt dabei wie ein Fixtermin im Kalender. Haben Sie Ihr Ziel einmal gesetzt und – ganz entscheidend – öffentlich kommuniziert (und damit quasi „vertraglich besiegelt"), folgt häufig ganz automatisch die nötige Konsequenz. Sie laufen Ihre Trainingskilometer, selbst wenn es regnet. Sie gehen früher ins Bett und führen auch eher die sonst lästigen Dehnübungen durch. Weil der Exit nicht mehr so leicht möglich ist.

Diese Prinzipien können Sie übrigens auch abseits von Ultraläufen nutzen: Ob Sie mit dem Rauchen aufhören, Ihr Gewicht nachhaltig verändern oder sich eine neue Fähigkeit aneignen wollen – entscheidend ist nicht die Art oder Größe der Herausforderung, sondern die Klarheit und Verbindlichkeit, mit der Sie sich selbst binden.

Eine spannende Möglichkeit, das Commitment zu besiegeln, bietet die (englischsprachige) Plattform www.stickk.com. Sie wurde von Verhaltensökonomen der *Yale University* entwickelt und basiert genau auf diesem Prinzip: ein Vertrag mit sich selbst.

Und so funktioniert es:

1. Sie definieren ein konkretes Ziel.
2. Sie legen einen Zeitraum fest.
3. Sie bestimmen einen „Schiedsrichter", z. B. eine Freundin, einen Kollegen oder Trainer.
4. Sie stellen eine gewisse Geldsumme ins Risiko. Bei Nichterfüllung spenden Sie dieses Geld, idealerweise an eine Organisation oder Partei, die Sie eigentlich nicht unterstützen wollen (z. B. eine gegnerische Partei oder ein unsympathisches Unternehmen).

Was passiert also, wenn Sie scheitern? Das Geld ist weg – das schmerzt. Die Öffentlichkeit weiß Bescheid. Und Sie haben ein klares Signal an sich selbst gesendet: Ich habe mein Wort gebrochen.

Für viele ist das überraschend wirksam. Nicht weil sie sich bestrafen wollen, sondern weil sie damit eine Verbindlichkeit schaffen, die gerade bei eher vagen Zielen hilft. Denn ein Ziel ohne Konsequenz ist nur ein Wunsch. Ein Commitment mit inneren oder äußeren Vertragsparteien dagegen kann Sie tragen – über Wochen, Monate, manchmal Jahre.

Genau diese Haltung hilft auch, wenn es um Bewegung geht. Viele wissen, was ihnen guttut. Die eigentliche Herausforderung liegt darin, dranzubleiben. Nach all den Lauf- und Ultralaufgeschichten fragen Sie sich vielleicht: „Und was ist, wenn meine Knie oder Hüften nicht mehr so mitmachen?"

Andere Bewegungsformen

In ihren Empfehlungen von 2019 empfiehlt die Amerikanische Rheumatologen-Vereinigung (*American College of Rheumatology*/ACR) gemeinsam mit der *Arthritis Foundation* eine Reihe gelenkschonender Bewegungsformen, insbesondere für ältere Menschen oder Personen mit Arthrose in Knie oder Hüfte. Dazu zählen: Fahrrad fahren oder stationäres Radfahren (z. B. Ergometer), Wassergymnastik, Gehen (Walking), Tai Chi, Kräftigungsübungen mit leichtem Widerstand.

Besonders empfohlen werden Wassergymnastik und Tai Chi, da sie die Gelenke entlasten und gleichzeitig nachweislich Schmerzen lindern, Beweglichkeit verbessern und die Lebensqualität erhöhen, und das bei sehr geringem Risiko für Überlastung oder Verletzungen.

Gerade Wassergymnastik hat einen entscheidenden Vorteil: Der Auftrieb im Wasser reduziert das Körpergewicht, das auf die Gelenke wirkt, und trotzdem lässt sich sowohl Ausdauer- als auch Krafttraining gezielt durchführen.

Unterschiedliche Trainingsarten wie Laufen, Schwimmen oder Krafttraining wirken auf unterschiedliche Bereiche unserer Gesundheit. Sie lassen sich anhand messbarer Kriterien vergleichen, etwa in Bezug auf die Effekte hinsichtlich Herz-Kreislauf-Fitness, Muskelkraft, Körperzusammensetzung (z. B. Muskel- und Fettanteil) sowie Herz-Kreislauf-Risikofaktoren (wie Blutzucker, Blutdruck, Cholesterin).

Kardiotraining – etwa Laufen oder Schwimmen – verbessert in der Regel am stärksten Ihre Ausdauer und die Sauerstoffaufnahmefähigkeit Ihres Körpers. Besonders wirksam ist hier das sogenannte hochintensive Intervalltraining (HIIT), bei dem sich kurze Belastungsphasen mit Erholung abwechseln. Studien zeigen, dass HIIT die größten Verbesserungen bei übergewichtigen (BMI zw. 25,0 und 29,9) oder adipösen Erwachsenen (BMI >29,9) bringt, mehr noch als intensives Ausdauertraining oder kombiniertes Kraft- und Ausdauertraining.

Reines Krafttraining hat dagegen weniger Einfluss auf die Ausdauer, ist aber unschlagbar für Muskelkraft, Muskelaufbau und Körperzusammensetzung. Die *American Heart Association* betont: Krafttraining – egal ob allein oder kombiniert mit Ausdauer- und HIIT – kann das Gesamtsterblichkeitsrisiko sowie das Risiko für Herz-Kreislauf-Erkrankungen senken. Besonders Menschen mit Typ-2-Diabetes profitieren: Muskeltraining verbessert nachweislich den Blutzuckerstoffwechsel.

Die beste Nachricht: Wenn Sie Kraft- und Ausdauertraining kombinieren, profitieren Sie in fast allen Bereichen gleichzeitig: von besserer Ausdauer über mehr Muskelkraft bis hin zu einer günstigeren Körperzusammensetzung. Deshalb empfiehlt das *American College of Sports Medicine* (ACSM), beide Trainingsformen regelmäßig in den Alltag zu integrieren – für eine ganzheitliche Förderung von Herz, Kreislauf, Muskulatur, Bewegungskoordination und allgemeinem Wohlbefinden.

Der ideale Trainingsplan pro Woche besteht also aus Alltagsbewegung und/oder moderatem Ausdauertraining und/oder HIIT, ergänzt durch Krafttraining sowie – je nach Bedarf – Mobilität/Stabilität/Dehnung.

Zwei Dinge sind dabei wichtig zu verstehen:

1. Auch kleine Schritte zählen. Selbst wenn Sie deutlich unter den 150 Minuten pro Woche bleiben, profitieren Sie bereits messbar, etwa durch bessere Blutzuckerwerte, erholsameren Schlaf oder gesteigerte Stimmung. Bewegung wirkt nicht über einen Schwelleneffekt, sondern eher nach dem Sparkonto-Effekt: Jeder Schritt (oder vergleichbare Bewegungseinheit) zahlt ein.
2. Die in der Tabelle auf S. 130 genannten Bewegungsumfänge stellen (Mindest-)Empfehlungen dar. Studien zeigen, dass sich auch darüber hinaus Bewegung lohnt: Bis zu 500 Minuten pro Woche moderater körperlicher Aktivität sind mit einem längeren, gesünderen Leben verbunden. Wer also mehr Bewegung in sein Leben integrieren kann – sei es durch aktive Wege zur Arbeit,

Zusammenfassung der WHO-Empfehlungen zur körperlichen Aktivität

Bewegungsform	Besonders geeignet für	Dosis
Bewegung im Alltag steigern (Gehen ...)	Alle – sofort umsetzbar	Mind. 150–300 Min./Woche
	und/oder	
Moderat-intensives Ausdauertraining (Joggen, Radfahren, Schwimmen ...)	Einsteiger und Fortgeschrittene	75–150 Min./Woche
	und/oder	
HIIT (Hochintensives Intervalltraining)	Fortgeschrittene mit weniger Zeit	Z. B. 2–3x/Woche, Z. B. 75 Min./Woche
	und	
Krafttraining (im Fitness-Studio oder Eigengewicht-Übungen)	Ab 40 besonders wichtig	Min. 2x/Woche alle großen Muskelgruppen, z. B. 3x 8–12 Wiederholungen
Mobilitäts-/Stabilitätstraining/Dehnung	Alle Altersgruppen	Häufiger pro Woche

Walking-Meetings oder zusätzliche wöchentliche Sporteinheiten –, darf sich auf noch umfassendere Effekte freuen. Besonders in Kombination mit anderen Stellschrauben für gesundes Altern entfaltet Bewegung ihr volles Potenzial.

Die Lücke zwischen Wissen und Verhalten bleibt aber dennoch groß. In den USA erreicht weniger als ein Drittel der Erwachsenen die empfohlenen 150 Minuten pro Woche. In Deutschland sind es laut einer aktuellen Umfrage rund 50 Prozent der Gesunden und nur 23 Prozent aller Menschen mit Diabetes Typ 2. Mit anderen Worten: Die Mehrheit bewegt sich noch zu wenig, Tendenz weiter rückläufig, obwohl die Vorteile auf der Hand liegen.

Was wir brauchen, ist nicht mehr Aufklärung, sondern intelligentere Umsetzungsstrategien. Probieren Sie es einfach mal aus, verändern Sie die Art, wie Sie mit sich selbst kommunizieren. Sagen Sie sich weniger: „Ich sollte mal …“, und stattdessen mehr: „So baue ich Bewegung in mein Leben ein, ohne mich zu überfordern.“

Sie können das auch mit einem Sparplan vergleichen, den Sie abschließen: Nicht der große einmalige Betrag macht den Unterschied, sondern die Regelmäßigkeit. Wenn Sie – möglichst noch heute – anfangen, konsequent einzuzahlen, auch wenn die Beträge zunächst noch gering erscheinen, werden Sie am Ende mit einem prall gefüllten Gesundheitskonto belohnt.

Sportmedizinische Untersuchungen vor Extremleistungen

Bevor meine Tochter und ich uns auf das Abenteuer *Transalpine Run* eingelassen haben, war für uns klar: Neben Training, Ernährung und mentaler Vorbereitung braucht es auch eine medizinische Standortbestimmung. Schließlich wollten wir nicht nur gut vorbereitet, sondern auch gesundheitlich auf der sicheren Seite sein.

Ein zentraler Baustein war daher eine sportmedizinische Leistungsdiagnostik. Auf einem Fahrradergometer wurden wir bis zur Ausbelastung getestet Das heißt: kontinuierlich steigender Widerstand, gegen den wir antreten mussten, bis die Muskulatur nicht mehr mitmachte. Dabei trugen wir eine Atemmaske, über die unsere Sauerstoffaufnahme und der Kohlendioxidausstoß gemessen wurden. Am Ende wurde zusätzlich unser Laktatspiegel im Blut bestimmt – ein klarer Hinweis darauf, wie nah wir tatsächlich an unserer individuellen Belastungsgrenze waren.

Besonders wichtig war das EKG unter Belastung: Mit mehreren Elektroden auf dem Oberkörper wurde unsere Herzaktivität während des gesamten Tests überwacht. Dieses Belastungs-EKG kann aufdecken, ob das Herz unter maximaler Anstrengung Anzeichen einer Minderdurchblutung zeigt – ein Warnsignal, das man nicht übergehen sollte. Ergänzt wurde der Test durch eine Ultraschalluntersuchung (Echokardiographie), die Aufschluss über die Herzstruktur und -funktion gibt.

Gerade für ambitionierte Freizeitläuferinnen und -läufer oder generell alle, die sich ein herausforderndes Ziel setzen, sind solche Untersuchungen eine wertvolle Entscheidungshilfe. Sie bringen zwar keine absolute Sicherheit, können aber dennoch frühzeitige Hinweise auf Risiken aufdecken helfen, die Sie sonst vielleicht übersehen hätten.

Wie groß ist die „Rendite" für Ihr biologisches Alter?

Sie fragen sich wahrscheinlich, was Sie denn für Ihr biologisches Alter durch Bewegung und Sport tatsächlich bewirken können oder, um im Bild der Investition zu bleiben, wie Ihr *Return on Investment* angesichts solcher Investitionen aussehen kann.

Lassen Sie mich, damit wir diese Frage beantworten können, noch einmal auf die Misogi-Challenge zurückkommen. Nehmen wir an, Sie hätten beschlossen, sich als Ihr Misogi auf einen Marathon vorzubereiten und diesen auch zu laufen. Welchen Effekt hätte dies auf Ihre Gesundheit?

Genau diese Frage haben Forschende aus England 2020 mit 138 Marathon-Novizen beantwortet: Die Läuferinnen und Läufer bereiteten sich im Schnitt rund sechs Monate auf den Wettkampf vor. Durch diese Vorbereitung (und den einmaligen Lauf) hat sich das geschätzte biologische Alter der Teilnehmenden um durchschnittlich vier Jahre (!) reduziert. Hierbei ist hervorzuheben, dass die älteren Läuferinnen und Läufer überproportional profitiert haben. Bei ihnen waren die Effekte auf ihr biologisches Alter noch ausgeprägter – und dies völlig unabhängig von der erreichten Marathonzeit.

Die Renditen körperlicher Aktivität im Hinblick auf Ihre Gesundheitsspanne und Ihr biologisches Alter können also erheblich ausfallen. Zahlreiche wissenschaftliche Studien zeigen übereinstimmend, dass höhere körperliche Aktivität mit einem langsameren biologischen Alterungsprozess und einer verlängerten gesunden Lebenszeit einhergeht.

Auch groß angelegte Beobachtungsstudien und genetische Untersuchungen zeigen, dass sowohl selbst berichtete als auch objektiv gemessene, moderat bis intensiv ausgeführte körperliche Aktivität mit einer verminderten epigenetischen Altersbeschleunigung und einem niedrigeren biologischen Alter assoziiert sind, und das unabhängig von klassischen Einflussfaktoren wie Übergewicht oder dem Vorliegen von chronischen Erkrankungen.

So ist beispielsweise der regelmäßige Ersatz von 30 Minuten sitzender Tätigkeit durch 30 Minuten moderate

Aktivität pro Tag mit einer geschätzten Verbesserung des biologischen Alters um etwa 1,9 Jahre verbunden. Selbst bei leichter körperlicher Aktivität anstelle von Sitzen (z. B. am Stehschreibtisch) beträgt der Rückgang immerhin 0,4 Jahre.

Mit Blick auf die Gesundheitsspanne (Healthspan) leben Menschen im Alter von 50 bis 75 Jahren mit dem höchsten Maß an körperlicher Aktivität durchschnittlich 6,3 Jahre länger in guter Gesundheit und 2,9 Jahre länger ohne chronische Krankheiten als körperlich inaktive Personen. Diese Vorteile gelten unabhängig von Geschlecht oder beruflichem Status.

Fazit: Regelmäßige moderate bis intensive körperliche Aktivität kann messbar und nachhaltig Ihre Gesundheitsspanne verbessern und Ihre biologische Alterung vermindern – in Jahren (!) gesunder Lebenszeit.

SHORTCUT

Bewegung ist Medizin, auch für den Kopf

Regelmäßige körperliche Aktivität kann kognitive Funktionen stärken und Demenzsymptome mildern. Das zeigen persönliche Erfahrungsbeispiele und wissenschaftliche Studien.

Unser Körper ist für Bewegung gemacht

Der menschliche Organismus erwartet natürliche Reize wie Gehen, Tragen, Hocken, nicht unbedingt Sport im klassischen Sinn.

Schon kleine Einheiten Bewegung im Alltag haben messbare Effekte.

Der innere Schweinehund ist biologisch, aber überwindbar

Unser „Steinzeit-Gehirn“ bevorzugt Energieeinsparung. Bewegung fällt uns nicht schwer, weil wir willensschwach

sind, sondern weil unser Gehirn auf Bequemlichkeit programmiert ist.
Die Lösung: bewusste Umgestaltung unserer Umgebung (z. B. *Burn the Ships*).

Misogis schaffen Sinn und Wachstum

Einmal im Jahr etwas wagen, das Mut erfordert – mit 50 Prozent Risiko, zu scheitern. Das stärkt Selbstwirksamkeit, Disziplin und mentale Fitness.

Verbindlichkeit wirkt

Wer sich öffentlich verpflichtet oder Teil einer bewegungsfreudigen Gemeinschaft ist, bleibt eher dauerhaft aktiv.

Es gibt für jeden eine passende Bewegungsform

Ob Slow-Motion-Marathon, Wassergymnastik, Walking oder Tai Chi: Auch gelenkschonende Aktivitäten fördern Ausdauer, Kraft, Koordination und verlangsamen Ihr biologisches Altern.

Die Rendite körperlicher Aktivität ist enorm

Bewegung verlangsamt den biologischen Alterungsprozess und verlängert die gesund gelebte Lebensspanne. Im Idealfall können Sie über sechs Jahre mehr bei guter Gesundheit verbringen.
Die Entstehung von chronischen Krankheiten wird hinausgezögert.

Strategieschraube 3: Ernährung mit Genuss

SIE HABEN BEREITS meine Freundin kennengelernt: sportlich, schlank, diszipliniert und doch mit auffälligen Blutzuckerwerten. Es zeigte sich: Muskelaufbau war ein Schlüssel zur Besserung. Heute wollen wir an derselben Geschichte anknüpfen, aber aus einer anderen Perspektive: Ernährung.

Gesundheit entsteht nie in isolierten Schubladen. Bewegung, Schlaf, Stress und eben Ernährung greifen ineinander wie Zahnräder. Was wir essen, wirkt nicht nur direkt auf unseren Stoffwechsel, sondern bestimmt auch, wie gut wir trainieren, schlafen oder Stress abpuffern können. Umgekehrt beeinflussen diese Faktoren wiederum, wie wir Nahrung verstoffwechseln. Gerade deshalb lohnt es sich, Ernährung nicht nur als Kalorienfrage zu betrachten, sondern als feines Steuerungsinstrument: kleine Anpassungen mit großer Wirkung. Genau an dieser Schnittstelle wurde meiner Freundin klar: Nicht nur Bewegung, auch die Mahlzeiten haben enormen Einfluss. Sie begann, kleine Dinge zu verändern und entdeckte, wie überraschend groß die Wirkung sein kann.

Ein Beispiel dafür ist der sogenannte „Glukose-Trick“, populär publiziert von Jessie Inchauspé und mittlerweile durch Studien gut belegt. Die Idee: Nicht nur, was wir essen, ist wichtig, sondern auch die Reihenfolge. Für meine Freundin bedeutete das: nicht weniger Genuss, sondern mehr Struktur. Sie kombinierte ihr Krafttraining mit einer neuen Essensordnung.

Konkret: Wenn Sie Gemüse, Eiweiß und Fett zuerst essen und Kohlenhydrate zuletzt, fällt der Blutzuckeranstieg deutlich geringer aus. Sogenannte komplexe Kohlenhydrate, also z. B. Vollkornprodukte, bei denen der Körper die Zuckermoleküle erst noch während des Verdauungsvorgangs freisetzen muss (= langsamer Anstieg des Blutzuckerspiegels), helfen, Blutzucker-Spitzen zu dämpfen. Ganz im Gegensatz übrigens zu Lebensmitteln, die mit aufgeschlossenen Zuckern (z. B. Kristallzucker, aber auch Honig, Ahornsirup und anderen vermeintlichen „Bio-Süßstoffen“) gesüßt sind. Hier reichen schon geringe Mengen aus und der Blutzucker geht sprichwörtlich durch die Decke.

Meine Freundin ergänzte also ihr Krafttraining durch eine angepasste Reihenfolge bei ihren Mahlzeiten – und siehe da: Einige Monate später war ihr HbA1c-Wert wieder im grünen Bereich. Neben ihrer neuen Essensstruktur, mehr Bewegung im Alltag und ersten vorsichtigen Kraftübungen hatte meine Freundin plötzlich noch ein weiteres Lieblingsspielzeug: Einen kleinen, kontinuierlich messenden Blutzuckersensor, den sie sich an den Oberarm klebte. Per Smartphone konnte sie nun jederzeit ihren Blutzuckerspiegel verfolgen, live und mit erstaunlichen Aha-Effekten.

Was als Spielerei begann, führte schnell zu einem Perspektivwechsel. Denn schon nach wenigen Tagen zeigte sich: Selbst vermeintlich harmlose Gewohnheiten – ein gesüßter Kaffee am Vormittag, ein Stück Schokolade so nebenbei, kein Spaziergang nach dem Essen – führten zu wilden Ausschlägen ihres Blutzuckerspiegels. Und umgekehrt: Kleine Änderungen, wie ein 15-Minuten-Spaziergang oder der Verzicht auf Zucker im Getränk, sorgten für eine deutlich stabilere Glukosekurve.

Die vielleicht größte Überraschung war aber eine andere: wie sehr der Körper im Hintergrund rackert, um all diese Schwankungen wieder einzufangen, und wie oft ihm das nur mit Mühe oder gar nicht gelingt. Die Daten zeigten nicht nur Zahlen, sondern machten sichtbar, was sonst verborgen bleibt: Dass unser Stoffwechsel keine stabil laufende Maschine ist, sondern ein fein austariertes System, das ständig gegensteuern, regulieren und retten muss.

„Ich dachte immer, mein Körper läuft einfach so nebenher", sagte sie irgendwann. „Jetzt sehe ich: Er kämpft. Und ich kann ihm helfen oder es ihm richtig schwer machen." In den folgenden 14 Tagen beobachtete sie, wie unterschiedlich ihr Körper auf bestimmte Lebensmittel reagierte, aber auch auf Stress, Schlafmangel oder zu wenig Bewegung. Und genau hier begann sich ein weiteres Bild zu formen: Ernährung ist kein isolierter Faktor. Sie steht in einem engen Wechselspiel mit unserem gesamten Verhalten: mit Emotionen, Aktivitätsniveau, Schlafqualität, mentalem Zustand.

Was ihr der Sensor schwarz auf weiß zeigte, bildet eine der zentralen Botschaften dieses Buches: Die Strategieschrauben, die wir hier nacheinander betrachten, greifen in

Wirklichkeit parallel ineinander. Stress erhöht den Blutzucker. Schlafmangel verschiebt die Hormonbalance. Bewegungsmangel schwächt die Glukoseverwertung. Und Ernährung beeinflusst alles – täglich, mehrfach, oft unbemerkt.

Ernährung ist dabei mehr als reine Kalorienzufuhr. Sie ist Information aus präzisen biochemischen Signalen, die in ein hochkomplexes System eingespeist werden. Und sie ist ein Akt der Fürsorge: gegenüber dem eigenen Körper, dem Geist und letztlich sich selbst.

Warum Ihr Körper mehr verdient als nur billige Energie

So wie regelmäßiger Ölwechsel und hochwertiger Kraftstoff dafür sorgen, dass ein Auto noch nach vielen Tausend Kilometern rund läuft, trägt auch eine nährstoffreiche, ausgewogene Ernährung dazu bei, dass Ihr Körper leistungsfähig, regenerationsbereit und belastbar bleibt – nicht nur heute, sondern langfristig.

Bleiben wir beim Bild des Fahrzeugs: Stellen Sie sich vor, Sie besitzen kein x-beliebiges Auto, sondern einen hochgezüchteten Sportwagen, ein Meisterwerk der Technik, mit feiner Abstimmung, edlem Design und stolzem Preis. Ein Fahrzeug, das Leistung, Klasse und Präzision verkörpert. Ein echtes Statement. Natürlich achten Sie darauf, was Sie tanken. Die Empfehlung des Herstellers: Super Plus, Premiumqualität, exakt auf den Motor abgestimmt. Nicht billig, aber sinnvoll.

Versetzen Sie sich nun in folgende absurde Situation: Abends holen Sie sich wie gewohnt Ihre Portion Pommes

Ernährung bedeutet Gestaltung. Sie ist nicht der Gegner des Genusses, sondern sein kluger Verbündeter.

bei Ihrem Lieblingsimbiss und bitten den Besitzer, Ihnen das gebrauchte Frittieröl vom Vortag mitzugeben. „Ist ja schließlich auch eine Art Kraftstoff", denken Sie. Zuhause angekommen, kippen Sie das ranzige Fett zufrieden in den Tank Ihres Sportwagens, immerhin haben Sie ein paar Euro gespart.

Absurd? Absolut! Und doch machen viele Menschen Tag für Tag genau das. Nicht mit ihren Autos, sondern mit dem eigenen Körper. Statt ihn mit hochwertigen Nährstoffen zu versorgen, greifen sie zu sogenannten UPFs (*Ultra-Processed Foods*). Ein Begriff, der schon beim Aussprechen erahnen lässt, worum es dabei *nicht* geht: Frische. Natürlichkeit. Vitalstoffschonende Herstellung. UPFs entstehen in Fabrikhallen mit großen Kesseln und tonnenweiser Rohstoffverarbeitung. Das Ergebnis sind Produkte, die oft nur noch entfernt an echte Lebensmittel erinnern. Sie schmecken, keine Frage, sind aber in ihrer Substanz meist Zucker-Fett-Kombinationen mit kaum funktionalem Mehrwert. Ersatz statt Substanz.

Dabei vergessen wir allzu leicht: Unser Körper ist unser einziges Fahrzeug fürs Leben. Kein Ersatzmotor, kein Leasing, kein Umtausch möglich. Wie wir ihn „warten" und „betanken", beeinflusst direkt seine Leistung, seine Widerstandskraft und wie gut er sich im Notfall regeneriert.

Es geht hier nicht um ultrakomplizierte Nahrungsergänzungs-Kombinationen, Diäten oder Verzicht. Es geht um Achtsamkeit. Darum, dem Körper das zu geben, was er wirklich braucht und nicht nur das, was gerade bequem, günstig oder allgegenwärtig ist. Denn Ernährung ist mehr als Energieversorgung. Sie ist eine Form der Selbstachtung. Kaum ein anderer Lebensstilfaktor begleitet Sie so regelmäßig und unmittelbar wie die Ernährung. Drei-, vier-, zuweilen fünfmal täglich treffen wir Entscheidungen, die weit mehr bewirken als bloßes Sattwerden. Was, wie und wann wir essen, beeinflusst nicht nur unseren Stoffwechsel, es wirkt sich direkt auf Energie, Konzentration, Schlafqualität und langfristige Gesundheit aus.

EIN BEISPIEL: Die Wahl und Zusammensetzung der Kohlenhydrate, die wir zu uns nehmen, beeinflusst den Blutzuckerspiegel. Steigt dieser rasch an, schüttet der Körper Insulin aus, ein Hormon, das zwar den Zucker im Blut reguliert, aber gleichzeitig auch weitreichende Folgen hat, z. B. Fetteinlagerung und sogar Förderung von Krebsentstehung. Auch die Tageszeit spielt eine Rolle: Ein Blutzuckerhoch am Nachmittag macht müde, ein spätes, üppiges Abendessen stört den Schlaf. Alles hängt zusammen – oft komplex, aber durchaus steuerbar.

Das große Missverständnis lautet, dass Ernährung Kontrolle, Verzicht und Disziplin bedeutet. Die Realität ist: Ernährung bedeutet Gestaltung. Sie ist nicht der Gegner des Genusses, sondern sein kluger Verbündeter. Richtig eingesetzt, bringt sie mehr Energie statt Trägheit, Leichtigkeit statt Schweregefühl, Klarheit statt Leistungstiefs. Wer von einem „Ich darf nicht“ zu einem „Ich wähle bewusst“ findet, verändert mehr als sein Essverhalten. Er oder sie stärkt das Gefühl der Selbstwirksamkeit. Weg von Fremdbestimmung, hin zu innerer Autonomie. Und das muss nicht kompliziert sein: Oft reichen bereits 20 Prozent gezielte Veränderungen, um 80 Prozent der gewünschten Effekte zu erzielen wie etwa stabilere Blutzuckerwerte, bessere Schlafqualität, weniger Heißhunger und mehr Energie im Alltag.

LASSEN SIE UNS ALSO mit vier zentralen Fragen zu Ihrer Eernährung beginnen:

1. Warum essen wir? (Essen aus Hunger, Langeweile, Stress oder Gewohnheit und: Warum scheitern die meisten Diäten?)
2. Wie viel essen wir? (Sättigungsregulation, Heißhunger-Kontrolle)
3. Wann essen wir? (Timing & Fastenfenster)
4. Was essen wir? (Qualität der Nahrung)

Warum essen wir?

Im Laufe der Menschwerdung, die sich über zahllose Generationen und Millionen von Jahren erstreckte, lebten unsere Vorfahren als Vor- und Frühmenschen meist am Rande des Verhungerns. Kalorien waren knapp, der nächste Bissen ungewiss, Hunger war der Normalzustand.

Auch mit dem Übergang zur Sesshaftigkeit änderte sich daran zunächst wenig: Die frühen Ackerbauern hatten mit kargen Erträgen und wenig ertragreichen Pflanzen zu kämpfen, Vorratswirtschaft war noch Zukunftsmusik und eine Missernte konnte schnell zur Katastrophe führen.

Kein Wunder also, dass wir evolutionsbiologisch darauf getrimmt sind, jede Gelegenheit zur Kalorienaufnahme instinktiv zu nutzen und als eiserne Reserve für schlechte Zeiten möglichst viel Körperfett anzulegen. In unseren Genen stecken ausgeklügelte Überlebensprogramme, die bei Knappheit den Energieverbrauch auf Sparflamme setzen. Selbst der Grundumsatz, also der Kalorienverbrauch in völliger Ruhe, wird reduziert, um das letzte bisschen Energie zu konservieren. Ein cleverer Mechanismus ... in der Steinzeit.

Heute allerdings passen diese biologischen Sparmechanismen so gut zur modernen Welt wie ein Speer ins Großraumbüro. Das hat auch Erin Fothergill eindrucksvoll gezeigt. In ihrer Studie mit ehemaligen Teilnehmer:innen der US-Fernsehshow „The Biggest Loser", einer Abnehm-Realityshow, in der stark übergewichtige Menschen unter Extrembedingungen möglichst viel Gewicht verlieren sollen, zeigte sich sechs Jahre nach dem dramatischen Gewichtsverlust, dass deren Stoffwechsel immer noch gebremst lief.

Obwohl die meisten der Teilnehmer:innen ihr verlorenes Gewicht längst wieder zugelegt hatten, verbrauchten ihre Körper in Ruhe weiterhin deutlich weniger Energie als bei nicht übergewichtigen Menschen. Ein Befund, der eindrucksvoll erklärt, warum der berühmte Jo-Jo-Effekt bei Diäten eben kein Mangel an Disziplin ist, sondern schlicht Biologie. Und warum so viele Diäten daher auch langfristig scheitern: Der Körper spielt nicht mit.

Dieses Nicht-Mitspielen findet sich noch auf weiteren Ebenen: Unserem Körper fehlt förmlich eine Steuereinheit für das Körpergewicht. Normalerweise ist unser Körper darauf ausgelegt, nahezu alle unsere Körperfunktionen in engen Grenzen zu regeln. Das gilt z. B. für den Blutdruck, die Konzentrationen vieler Hormone oder den Blutzuckerspiegel.

Eine sogenannte negative Rückkopplungsschleife fehlt aber für unser Körpergewicht. Auch unser Hungergefühl oder unser Sättigungsgefühl sind weitaus weniger reguliert als z. B. unser Blutzuckerspiegel. Hier hat die Menge der Nahrung, die wir uns zuführen, einen gegenregulatorischen Effekt, nicht aber deren kalorische Dichte. Man kann spekulieren, dass es über die langen Zeiträume der Evolution keinen Selektionsnachteil durch steigendes Körpergewicht gab, sodass hier schlichtweg die körpereigenen Bremsmechanismen fehlen.

Nun haben sich aber unsere Lebensumstände in einer Art geändert, dass uns hochkalorische Nahrungsmittel umfänglich zur Verfügung stehen und daher die fehlenden Steuermechanismen zunehmend zum Problem werden. Welche Auswege aus diesem Dilemma gibt es?

Wie viel essen wir?

Bei mir ergibt sich häufig folgende Situation: Ich komme spät von der Arbeit nach Hause und bin hungrig. Als Erstes mache ich mir dann ein paar Brote. Vollkornbrote zwar, aber ich verschlinge sie noch im Stehen, und bevor ich es realisiere, habe ich für die späte Uhrzeit zu viel in meinen Bauch gepackt und kann mit Sicherheit sagen, dass ich ein paar Stunden später meinen Preis zahlen werde: in Form von schlechtem, unruhigem Schlaf. Uns Menschen fehlt also eine angeborene Bremse für übermäßiges Essen, insbesondere wenn wir von Heißhunger getrieben werden. Wir können hier aber ein bisschen nachhelfen.

Wenn der Appetit auf Chips oder Schokolade größer ist als der gute Vorsatz, hilft oft nicht bloße Willenskraft, sondern ein gezielter Wechsel der Perspektive. Studien zeigen: Wer lernt, seine Gedanken bewusst zu steuern, kann Heißhunger deutlich reduzieren und ganz ohne Diätstress gesündere Entscheidungen treffen. Das ist nicht bloß Theorie, sondern wissenschaftlich gut belegt. Mehrere Studien mit Hunderten Teilnehmenden zeigen, dass bestimmte Denkstrategien nicht nur das Verlangen nach ungesundem Essen verringern, sondern auch zu messbar besseren Essensentscheidungen führen.

Die Teilnehmenden aßen nach dem Training deutlich weniger Kalorien und griffen häufiger zu gesunden Lebensmitteln, selbst wenn diese nicht Teil der Übung waren.

Hier sind drei Strategien, die sich im Alltag bewährt haben:

- An später denken: Richten Sie, statt sich auf den unmittelbaren Genuss zu konzentrieren, Ihren Blick auf mögliche langfristige Folgen wie Gewichtszunahme oder gesundheitliche Risiken. Diese Strategie war in Studien besonders wirksam. Sie senkt das Verlangen und aktiviert im Gehirn Bereiche für Selbstkontrolle.
- Ablenken hilft: Lenken Sie einfach mal Ihre Gedanken um, wenn der Essensimpuls kommt: z. B. auf den nächsten Ausflug, eine bevorstehende Aufgabe oder eine schöne Erinnerung. Diese Methode hilft besonders in Situationen, in denen Sie aus Langeweile oder Gewohnheit essen.

- Gelassen beobachten: Bekämpfen Sie Gedanken wie „Ich brauche jetzt etwas Süßes“ nicht, sondern nehmen Sie sie bewusst wahr, ohne direkt zu reagieren. Diese achtsame Haltung hilft, dem Impuls mit Abstand zu begegnen, statt automatisch zuzugreifen.

Ein gezieltes Training dieser Denkstrategien kann schon nach kurzer Zeit Wirkung zeigen. In Teil III dieses Buches finden Sie praktische Anleitungen, wie Sie die Techniken in den Alltag integrieren und Schritt für Schritt festigen können. Eine weitere gute Nachricht: Schon eine moderate Kalorienreduktion tut Ihrem Körper richtig gut. Und das ist nicht bloß eine Vermutung, sondern wissenschaftlich gut belegt.

Wann essen wir?

Aus zahlreichen Tierversuchen wissen wir, dass sowohl intermittierendes Fasten als auch eine reduzierte Kalorienzufuhr lebensverlängernde Effekte haben können. Und mittlerweile gibt's auch spannende Erkenntnisse aus der Humanforschung: In einer großen Studie aus den USA wurden Freiwillige zwei Jahre lang begleitet. Eine Gruppe reduzierte ihre tägliche Kalorienzufuhr um 12 Prozent (ursprünglich waren sogar 25 Prozent geplant; das zeigt, wie schwer das in der Praxis umzusetzen ist), die andere durfte essen, wie sie wollte.

Das Ergebnis? Bei den „Sparer:innen“ zeigte sich eine Vielzahl positiver Effekte – gemessen im Blut und sogar anhand von Muskelproben. Fast jedes Organ profitierte von der geringeren Kalorienaufnahme. Weniger kann also tatsächlich mehr sein, vor allem, wenn es um Gesundheit und Langlebigkeit geht.

Die Frage ist nur: Wie kriegen wir das im Alltag hin, ohne gleich Diätstress zu bekommen oder bei jedem Bissen ein schlechtes Gewissen? Hier kommen ein paar charmante (und alltagstaugliche) Strategien, ganz in der Tradition der Menschen aus den berühmten *Blue Zones* (z. B. in Okinawa in Japan, in Sardinien, auf der Nicoya-Halbinsel in Costa Rica oder auf Ikaria in Griechenland), die für ihr langes, gesundes Leben bekannt sind:

- Essenszeiten begrenzen – „Küche auf Zeit“
  Wie wär’s, wenn Ihre Küche einfach mal früher Feierabend macht, sagen wir, nach 18 Uhr? Wer nur zwischen 10 und 18 Uhr isst (oder in einem anderen 6–8-Stunden-Zeitfenster), nimmt meist automatisch weniger Kalorien zu sich. Ganz ohne Zählen! Und das Beste: Wer später frühstückt, schafft vielleicht sogar ein längeres Fastenfenster (d. h. mehr als 16–20 Stunden, „meal skipping“). Dann setzt die gesundheitsförderliche Bildung von Keton-Körpern ein.
- Intervallfasten – klingt sportlich, ist aber entspannt
  Die 5:2-Methode ist kein Fitnessprogramm, sondern ein einfacher Essrhythmus: An zwei Tagen pro Woche essen Sie deutlich weniger (etwa 500–750 Kalorien), an den anderen Tagen normal. Klingt machbar, oder? Tipp: Starten Sie erst mal mit einem „leichten Tag“ pro Woche. Und keine Sorge: Auch an „Spar-Tagen“ darf gut gegessen werden.

3. Portionen zähmen – der Nachschlag macht Pause
   Sie müssen nicht gleich auf die halbe Portion runtergehen, aber vielleicht lassen Sie einfach mal den Nachschlag aus oder machen den Teller ein kleines bisschen

weniger voll. Wenn Sie langsam essen, spüren Sie besser, wann erste Sättigungs-Anzeichen kommen. Auch unterwegs lässt sich das gut umsetzen: Bei Flügen oder beruflichen Restaurantbesuchen gönne ich mir z. B. oft nur eine Vorspeise. Langsam gegessen, macht die erstaunlich satt. Und das Beste: Danach lässt es sich deutlich leichter arbeiten, denken oder schlafen – ganz ohne „Food-Koma".

4. Mehr Gemüse, weniger Drama
   „Grünes Zeug" hat seinen langweiligen Ruf echt nicht verdient! Gemüse, Hülsenfrüchte und Vollkornprodukte machen satt, liefern wichtige Nährstoffe und das bei weniger Kalorien. Die Menschen in Okinawa machen es seit Generationen vor.
5. Kalorienfallen entlarven, besonders die flüssigen
   Die schlimmsten Kalorien sind oft jene, die man gar nicht merkt. Limos, Fruchtsäfte, fancy Kaffeegetränke – das alles summiert sich schnell. Und auch die kleinen „Ach, nur ein Keks"-Snacks addieren sich heimlich. Wenn Sie hier ein bisschen aufpassen, sparen Sie ordentlich, ohne auf Genuss zu verzichten.

Sie brauchen also keinen Diätplan und kein Taschenrechner-Menü. Kleine Änderungen, die Sie regelmäßig umsetzen können, reichen oft schon, um Ihrem Körper langfristig etwas Gutes zu tun.

Was essen wir?

In vielen westlichen Gesellschaften führen sich die Menschen mehr als 50 Prozent ihrer täglichen Kalorien in der

Form der bereits erwähnten *Ultra-Processed Foods* (UPFs) zu. Auch in Deutschland steigt dieser Anteil kontinuierlich.

Und das hat Folgen: Die Forschung zeigt inzwischen eindeutig, dass ein hoher Konsum von UPFs mit einem erhöhten Risiko für Herz-Kreislauf-Erkrankungen, Typ-2-Diabetes, Übergewicht, bestimmte Krebsarten und sogar generell verkürzter Lebenserwartung verbunden ist.

Doch was sind eigentlich UPFs? Die sogenannte NOVA-Klassifikation teilt Nahrungsmittel in vier Stufen ein: NOVA-Stufe 1 beinhaltet unverarbeitete oder nur minimal verarbeitete Lebensmittel (z. B. frisches Obst oder rohes Gemüse). Sie weisen den höchsten Grad an Vitalstoffen auf. NOVA-Stufe 2 umfasst verarbeitete Zutaten, die aus natürlichen Lebensmitteln extrahiert wurden (z. B. Rübenzucker). NOVA-Stufe 3 sind Lebensmittel, die behandelt wurden, beispielsweise um sie haltbar zu machen (z. B. Räucherfisch).

Laut der NOVA-Klassifikation finden sich in Stufe 4 dann industriell hergestellte Produkte, die nicht mehr viel mit ursprünglichen Lebensmitteln zu tun haben. Diese Produkte durchlaufen zahlreiche Verarbeitungsschritte, bekommen viele Zutaten und Zusatzstoffe (z. B. künstliche Aromen, Emulgatoren, Farb- und Süßstoffe sowie allerlei Zusätze mit unaussprechlichen Namen) zugesetzt und werden ähnlich einer Lego-Figur aus einzelnen Bausteinen „designed". So lassen sich Farbe, Geschmack oder haptische Qualitäten optimal an Kundenerwartungen anpassen. Nur: Mit „Lebens"-Mitteln hat dies nicht mehr viel zu tun. Beispiele für solche NOVA-Stufe-4-UPFs sind Kartoffelchips, zahlreiche Wurstwaren, Tiefkühlpizza, Tütensuppen und Softdrinks. Sie zeichnen sich dadurch aus, dass man sie in

Kein Punktesystem, kein Verbotskatalog, kein erhobener Zeigefinger, sondern einfach gutes, echtes Essen, das schmeckt, satt macht und dem Körper langfristig guttut.

dieser Form in keiner privaten Küche herstellen könnte und unsere Großeltern viele dieser Produkte noch nicht kannten. Eine weitere Gemeinsamkeit ist der Umstand, dass sie möglichst lecker, haltbar und verführerisch sind – eben Konsum-optimiert.

Was macht diese Lebensmittel so problematisch? Ganz einfach: Sie bestehen meist aus einer industriellen Mixtur aus Einzelbausteinen, z. B. Zucker, ungesunden Fetten, Salz und Zusatzstoffen, während Ballast- und Vitalstoffe eher auf der Vermisstenliste stehen.

Dazu kommt, dass sie „zu gut" schmecken, fast süchtig machen, überall verfügbar sind, lange haltbar, oft preiswert im Vergleich zu frischen Nahrungsmitteln und vielfach auch praktisch im Alltag. Diese Nahrungsmittel stellen *big business* dar und werden mit millionenschweren Werbekampagnen beworben. Kein Wunder also, dass sie gesündere Alternativen immer mehr verdrängen.

Kurz gesagt: Wer langfristig gesund, leistungsfähig und möglichst alt werden will, sollte seinem Körper lieber echte Nahrung gönnen und nicht täglich Futter aus der Chemiebaukasten-Kantine. Oder um beim Bild zu bleiben: Ein guter

Motor braucht auch guten Treibstoff. Alles andere bremst und führt über kurz oder lang zum Kolbenfresser.

DER AUSWEG aus der Junk-Food-Falle sieht folgendermaßen aus:

- Echtes Essen statt Chemiebaukasten: Das ist der einfachste (und wirkungsvollste) Trick: Ersetzen Sie UPFs auf Ihrer Speisekarte möglichst häufig durch unverarbeitete oder nur minimal bearbeitete Alternativen. Also statt Fertigpizza lieber Gemüse, Vollkorn, Hülsenfrüchte, Nüsse oder mageres Eiweiß. Die *American Heart Association* rät ausdrücklich dazu, nicht nur fürs Herz, sondern auch gegen alles, was langfristig zwickt, von Diabetes bis Bluthochdruck. Kurz gesagt: Je weniger verarbeitet das Essen, desto besser für den Motor.
- Strategien für den Alltag mit Plan statt Panik: Ein guter Plan schlägt die Tiefkühlware. Wer Mahlzeiten im Voraus plant, öfter selbst kocht und achtsam isst, landet seltener bei der Notlösung aus der Plastikverpackung.
- Die Umgebung austricksen oder umgestalten: Wenn die Chips ganz oben im Schrank versteckt sind (und die frischen Snacks direkt im Blickfeld), greifen wir automatisch öfter zur besseren Option. Dasselbe gilt für Schul- und Büro-Kantinen oder Supermärkte. Weniger sichtbare UPFs und mehr gesunde Alternativen wirken Wunder. Denn oft essen wir nicht, was wir wirklich wollen, sondern was uns gerade vor die Flinte kommt.

Wissenschaftler:innen aus Brasilien konnten in einer Studie mit Freiwilligen zeigen, dass mit diesen Verhaltensmodifikationen eine Verminderung des UPF-Konsums um mehr als 40 Prozent möglich ist.

Gesunde Ernährung muss weder kompliziert noch dogmatisch sein und schon gar nicht nach Diätplan mit Excel-Tabelle klingen. Ein paar einfache Prinzipien reichen völlig aus, damit Sie langfristig viel für Ihre Gesundheit und Ihr Wohlbefinden tun können. Beispielsweise: „Iss' den Regenbogen!“ Nein, damit sind nicht zuckrige UPF-Kügelchen in Regenbogenfarben gemeint, sondern frisches Obst und Gemüse in möglichst vielen bunten Varianten, idealerweise aus biologischem Anbau.

Die Weltgesundheitsorganisation (WHO) empfiehlt mindestens fünf Portionen (mind. 400 g) möglichst bunt gemischtes Obst und/oder Gemüse pro Tag. Jede Farbe bringt andere bioaktive Pflanzenstoffe mit, die im Körper vielfältig wirken, vom Zellschutz bis zur Entzündungshemmung. Studien zeigen klar: Wer regelmäßig bunt isst, lebt tendenziell länger, aber ab etwa fünf Portionen am Tag ist der Effekt weitgehend ausgereizt. Mehr ist also nicht unbedingt besser, abwechslungsreich ist aber auf jeden Fall klüger.

Ein weiteres zentrales Prinzip lautet: Pflanzen vor Tier. Das heißt nicht, dass Sie ab morgen nur noch Tofu essen müssen. Aber wenn Sie pflanzliche Lebensmittel wie Hülsenfrüchte, Gemüse, Nüsse, Vollkorn und Obst zur Grundlage machen und Fleisch nur in kleinen Mengen und selten auf den Teller lassen, haben Sie langfristig die besseren Karten. Das bestätigen nicht nur die verschiedenen Empfehlungen der medizinischen Gesellschaften, sondern auch neue, groß angelegte Studien aus Europa und Nordamerika.

In einer eindrucksvollen Analyse, die Daten von über 100.000 Menschen über mehrere Jahrzehnte auswertete, zeigte sich: Die größte Chance auf ein gesundes Leben bis ins hohe Alter hatten jene, die sich überwiegend pflanzenbasiert ernährten: mit wenig Fleisch, kaum verarbeitetem Essen und viel Abwechslung. Wenn Sie also mit 75 noch aktiv, geistig fit und weitgehend ohne chronische Krankheiten durchs Leben spazieren wollen, tun Sie gut daran, möglichst frühzeitig auf diesen Kurs einzuschwenken.

Auch andere sogenannte „Longevity-Diäten" wie die mediterrane Kost, die Blutdruck-regulierende DASH-Ernährung oder das, was Menschen in den *Blue Zones* essen, folgen ganz ähnlichen Prinzipien – wenig Fleisch, kaum hochverarbeitete Produkte, dafür jede Menge pflanzliche Vielfalt, gesunde Fette wie Olivenöl oder Nüsse, ballaststoff-(besser vitalstoff-)reiche Vollkornprodukte und möglichst naturbelassene Zutaten.

Und das Beste daran: Diese Ernährungsweisen sind nicht nur gesund, sondern auch alltagstauglich und genussvoll. Kein Punktesystem, kein Verbotskatalog, kein erhobener Zeigefinger, sondern einfach gutes, echtes Essen, das schmeckt, satt macht und dem Körper langfristig guttut.

VIELLEICHT ERINNERN SIE SICH an den Anfang dieses Kapitels: an den eleganten Sportwagen, der statt mit Superbenzin mit ranzigem Frittierfett betankt wurde. Ein schönes Bild für eine schlechte Idee. Was wir essen, ist eben mehr als bloß Kalorienzufuhr. Es ist unser Treibstoff, unsere Wartung, manchmal sogar unser Reparaturdienst.

Wenn Sie also anfangen, Ihren Körper mit besserem „Kraftstoff" zu versorgen – farbenfroh, abwechslungsreich und möglichst naturbelassen –, dann muss das nicht perfekt laufen. Aber es verändert etwas. Schritt für Schritt. Und plötzlich läuft der Motor wieder runder, länger und fühlt sich mehr nach dem Leben an, das Sie führen wollen.

SHORTCUT

An der Ernährungs-Schraube drehen

Sie brauchen nicht gleich Ihr gesamtes Leben umzukrempeln. Viel wirksamer und nachhaltiger ist ein Ansatz, der auf kluge, stetige Investitionen setzt. Nicht alles auf einmal, sondern Schritt für Schritt. Nicht dogmatisch, sondern mit Augenmaß und einem Gespür für das, was realistisch machbar ist.

Klare Studienlage

Eine „bunte", überwiegend pflanzenbasierte Ernährung mit wenig hochverarbeiteten Lebensmitteln, wenig Fleisch, aber reichlich pflanzlicher Vielfalt erhöht die Aussicht auf eine bessere Gesundheits- und Lebensspanne.

Entscheidend ist nicht die Theorie, sondern was Sie davon im Alltag verankern können. Und genau hier zeigt sich: Wenn Sie regelmäßig, wenn auch in kleinen Portionen, in Qualität, Vielfalt und Achtsamkeit beim Essen investieren, profitieren Sie am meisten: langfristig und mit hoher Rendite.

Gesunde Ernährung ist kein Projekt mit Enddatum, sondern ein Prozess mit Potenzial. Und das Beste daran: Jeder noch so kleine Schritt zählt.

Strategieschraube 4: Erholung und Stress in Balance

IM STUDIUM habe ich oft „die Kerze an beiden Enden angezündet“: Vorlesungen und Praktika tagsüber, Nachtwachen für den Lebensunterhalt, am Wochenende Messungen für die Doktorarbeit und dazu noch die eine oder andere Feier bis in die Puppen. Schlaf gab es konsequent zu wenig. Das Ergebnis: Früher oder später kam – fast schon vorhersagbar – eine Erkältung. Rückblickend ist der Zusammenhang zwischen Belastung, Überlastung und Krankheit offensichtlich, aber es hat Jahrzehnte gedauert, bis ich das nicht nur wusste, sondern auch wirklich verstand.

Trotzdem ertappe ich mich noch heute dabei, dass ich Überlastung oft erst bemerke, wenn mein Körper sie mir deutlich signalisiert. Ein Beispiel: Nach einem Marathon fühle ich mich im Ziel meist erstaunlich gut. Erst einige Stunden später setzt das Frösteln ein, oft begleitet von leichtem Fieber – wohlgemerkt nicht während des Laufes, sondern danach.

Wissenschaftliche Messungen an Marathonläufer:innen zeigen ein ähnliches Bild: Entzündungsmarker steigen nicht sofort an, sondern verzögert, bleiben dafür aber über eine Woche lang erhöht.

Das macht zweierlei deutlich: Nach einer großen Anstrengung braucht unser Körper Zeit und Ruhe, um sich vollständig zu erholen – wenn wir ihm diese Pause gönnen. Und: Die Steuerung von Be- und Entlastung ist schwierig, weil die entscheidenden Signale nicht in Echtzeit kommen. Wir fahren oft „auf Sicht", ohne zu merken, dass wir schon längst in die Überlastung geraten sind.

Im Sport ist es oft leichter, Belastungen zu erkennen: Trainings- und Wettkampfintensitäten sind gut messbar und erlauben es, im Anschluss gezielt gegenzusteuern. So empfiehlt das *American College of Sports Medicine*, eine Fachgesellschaft, die sich mit Sport unter medizinischen Aspekten befasst, nach Ausdauertraining oder anstrengenden Wettkämpfen innerhalb von sechs Stunden rund 150 Prozent der verlorenen Flüssigkeit wieder zuzuführen. Also nicht nur auszugleichen, sondern den Speicher bewusst ein wenig zu „überfüllen".

Ähnliches gilt für die Nährstoffversorgung: Für Kohlenhydrate empfiehlt die Gesellschaft 1,2 g pro kg Körpergewicht innerhalb von sechs Stunden, für Proteine 10–20 g in der ersten Stunde nach intensiver Belastung. Die Proteinzufuhr unterstützt dabei Reparaturprozesse, z. B. im Muskelgewebe.

Zur Selbsteinschätzung einer Trainingseinheit kann ein einfaches Frühwarnsystem helfen: das sogenannte *session Rating of Perceived Exertion* (sRPE), zu Deutsch etwa „subjektive Gesamtbelastung einer Trainingseinheit". Dabei bewerten Sie, wie anstrengend sich die Einheit insgesamt angefühlt hat (z. B. auf einer Skala von 0 = gar nicht bis 10 = extrem), und multiplizieren diesen Wert mit der Dauer in Minuten. So entsteht eine Zahl, die Ihren individuellen Trainingsreiz widerspiegelt, unabhängig von Sportart oder Pulsuhr.

Ob Marathon, Schwimmtraining, Kraftworkout oder Yoga: Mit sRPE können Sie völlig unterschiedliche Aktivitäten vergleichbar machen, weil allein Ihr persönliches Empfinden zählt. Das hilft, die Gesamtbelastung selbst bei sehr unterschiedlichen Trainingsformen im Blick zu behalten.

Vorbeugend handeln

Selbsteinschätzung und angepasste Erholung nach einer Belastung sind gut. Noch besser ist es jedoch, vorbeugend zu handeln, also bereits vor einer Anstrengung Energie zu tanken. So wie man ein E-Auto nicht erst lädt, wenn die ersten Warnleuchten blinken, sondern mit voller Batterie und ohne Reichweitenangst auf die Strecke geht. Denn wer mit Reserven startet, kann nicht nur weiter, sondern auch entspannter fahren.

In dem Kapitel, in dem es um die „Strategieschraube Bewegung“ geht (siehe S. 115) habe ich bereits von meiner sportmedizinischen Untersuchung im Frühjahr 2023 erzählt – vor unserem ersten Versuch, den *Transalpine Run* (TAR) zu bewältigen. Neben den üblichen Tests und Messungen stellte mir mein Sportmediziner dabei eine Frage, mit der ich nicht gerechnet hatte: „Wie sieht Ihre Erholungsplanung aus?“

Ich war, ehrlich gesagt, verblüfft. Erholung? Klar, Erholung nach einer Belastung, das kannte ich; ein Ruhetag, ein bisschen Stretching, vielleicht eine Massage. Aber *vor* einer Belastung? Mein „Plan“ bestand bislang lediglich aus einem klassischen Wochentraining: über Monate hinweg stetig steigende Laufumfänge, möglichst ohne Unterbrechung. Tage, die nur der Erholung dienten, hatte ich nicht bewusst eingeplant. Ich ging einfach davon aus, dass es durch Wetter, Termine oder andere äußere Umstände ohnehin immer wieder Zwangspausen geben würde.

Mit anderen Worten: Ich hatte den Stellenwert gezielter Erholung als festen Bestandteil des Trainings schlicht übersehen. Für mich war eine Pause bisher nur das unproduktive Loch zwischen zwei Trainingseinheiten – ein notwendiges Übel. Genau deshalb kam der Termin beim Sportmediziner wie gerufen. Er brachte mir bei, dass Erholung nicht das Gegenteil von Training ist, sondern ein aktiver und unverzichtbarer Teil davon. Wer sie vernachlässigt, riskiert nicht nur kurzfristige Müdigkeit, sondern kann sich schleichend in eine chronische Überlastung manövrieren, bis hin zum gefürchteten „Übertraining“.

Er zeigte mir, wie sich geplante Erholungsphasen strategisch in den Trainingszyklus integrieren lassen: nicht als „Pause vom Sport“, sondern als gezielte Vorbereitung auf den nächsten Leistungssprung. Plötzlich begriff ich: Ohne bewusst gesetzte Ruhefenster ist Training wie eine endlose Bergstraße ohne Tankstopp. Irgendwann bleibt man liegen, egal wie stark man gestartet ist.

Mein Sportarzt verordnete mir deshalb nach jeweils drei Lauftagen einen „aktiven“ Ruhetag. Aktiv heißt: mehr Ruhephasen, dafür sanfte Bewegung wie Dehnen, Yoga oder lockeres Schwimmen – insgesamt also weniger Intensität. Zusätzlich sollte ich meine Wochenplanung entschärfen: weniger knallharte Einheiten, dafür mehr sogenannte „Zone-2-Läufe", bei denen man noch mühelos sprechen kann.

Mein Blick auf das Gleichgewicht zwischen Belastung und Erholung veränderte sich noch einmal, als ich begann, eine Fitness-App zu nutzen, die den Schwerpunkt auf Recovery-Monitoring legt. Der Name ist Nebensache, entscheidend ist das Prinzip dahinter: „Die Erholung bestimmt das nächste Intensitätslevel." Ein Ansatz, der meiner bisherigen Logik völlig widersprach.

EHRLICH GESAGT musste ich mir das erst einmal in Ruhe erschließen. Klar, ich hatte schon mal von „Regeneration" gehört und verband vor dem Besuch beim Sportmediziner damit z. B. mehr Flüssigkeitsaufnahme nach einem langen Lauf. Neu war aber der Gedanke, dass ich Erholung nicht nur grob im Kopf haben und nach der Belastung einsetzen, sondern dass ich sie systematisch „messen" und mein Training danach ausrichten kann.

In einer Übersichtsarbeit über Profifußballer las ich, wie Trainer den Erholungszustand ihrer Spieler mit simplen Fragen zu Schlafqualität, Stress, Müdigkeit und Muskelkater checken und daraus ableiten, ob Gas gegeben oder lieber runtergefahren wird.

Noch mehr staunte ich, als ich von einer Studie mit Freizeitläufer:innen erfuhr, bei der die Trainingspläne nicht fix waren, sondern sich zweimal pro Woche anpassten – je nachdem, wie erholt die Teilnehmenden wirklich waren. Ergebnis: Die individuell gesteuerten und besser erholten

Läufer:innen machten größere Fortschritte und hatten weniger Durchhänger als jene mit dem starren Plan.

Diese Beispiele machen auch klar, dass man nicht die supertolle App braucht, sondern dass es helfen kann, sich einfach selbst zu fragen: „Wie erholt bin ich auf einer Skala von 1 bis 10?“ Oder Sie vergeben, wenn Sie möchten, Schulnoten von 1 (= sehr gut erholt) bis 6 (= besch... geschlafen und kaum erholt). Das kann Verletzungen beim Sport vermindern und den Trainingseffekt optimieren.

Für mich war das die eigentliche Wende: Erholung als bewusstes Investment vor der nächsten Belastung, ein strategischer Vorschuss, der erst möglich macht, dass man die kommenden Einheiten überhaupt mit voller Qualität absolvieren kann.

Und genau hier schließt sich der Kreis zu meiner alten Gewohnheit, die Kerze an beiden Enden anzuzünden: Was mir im Sport dabei geholfen hat, Überlastung zu vermeiden, lässt sich erstaunlich leicht auf den Alltag übertragen. Im Training setze ich nicht nur harte Einheiten in den Plan, sondern genauso bewusst die Erholungstage. Warum also nicht auch im Beruf und Privatleben? Ich weiß aus meiner Studienzeit nur zu gut, wie schnell aus ein paar langen Tagen ein ausgewachsener Erschöpfungszustand wird, oft gefolgt von einer Erkältung oder gleich einer handfesten Grippe.

Vorausplanung – nicht nur im Sport

Ein „Alltagsradar“ kann Ihnen helfen, solche Phasen gar nicht erst entstehen zu lassen, indem Sie gezielt Zeiten hoher Konzentration mit bewusst eingeplanten „Erholungsinseln“ kombinieren: einen freien Abend ohne Bildschirm, einen Spaziergang in der Mittagspause, einen Tag ohne Meetings oder ein Wochenende in der Natur. Diese Balance senkt – wie im Training – Ihr Risiko einer Überlastung und erhöht die Chance, dass Sie langfristig gesund, leistungsfähig und widerstandsfähig bleiben. Eine Meta-Analyse zeigt deutlich: Genau wie im Sport sind auch im Arbeitskontext kurze wie längere Erholungsphasen echte Produktivitätsbooster – vorausgesetzt, Sie planen sie gezielt ein.

Wie könnte so ein Alltagsradar aussehen? Eine Studie aus Japan, wo „Karōshi“, der Tod durch Überarbeitung, seit den 1990er-Jahren als offizieller Grund für Entschädigungszahlungen anerkannt ist, fand heraus, dass sich mit einer Müdigkeits-App ein wirksames Frühwarnsystem etablieren lässt. Es geht aber auch einfacher: Schon kurze Fragebögen, die Dimensionen wie „Abschalten nach der Arbeit“, „Entspannungsfähigkeit“, „Neues lernen“ oder „Gestaltungsspielraum in der Freizeit“ abfragen, können zeigen, ob jemand in Balance oder im roten Bereich unterwegs ist.

Ich setze mich zu Beginn jeder Woche und am Monatsanfang bewusst hin, öffne meinen Kalender und markiere im Voraus die Phasen, in denen es voraussichtlich intensiver wird. So kann ich rechtzeitig gegensteuern: Meetings absagen oder verschieben, Pufferzeiten schaffen oder gezielt kleine Erholungspunkte einplanen. Diese kurze Investition von wenigen Minuten wirkt wie ein Frühwarnsystem. Sie gibt mir die Möglichkeit, Belastung proaktiv zu steuern, statt mich von ihr überraschen zu lassen.

Und gibt es eine Erholungsphase, die in keinem Kalender steht und oft vernachlässigt wird: unsere nächtliche Ruhezeit. Der Schlaf ist die längste und wirkungsvollste „Erholungsinsel“ des Tages. Darum, wie wir sie bewusst gestalten können, geht es im nächsten Abschnitt.

Warum guter Schlaf kein Luxus ist

Schlaf ist kein passiver Leerlauf, sondern eine hochaktive biologische Phase, in der Körper und Gehirn regenerieren. Während wir schlafen, werden Erinnerungen gefestigt, emotionale Eindrücke verarbeitet und das Immunsystem wird gestärkt. Matthew Walker beschreibt ihn in „Why We Sleep“ als „das beste kostenlose Gesundheitsprogramm, das wir je hatten“.

Schon eine Stunde weniger pro Nacht kann die kognitive Leistungsfähigkeit, Reaktionsgeschwindigkeit und Stimmung deutlich beeinträchtigen; drei Nächte mit schlechtem Schlaf erhöhen messbar die Entzündungsreaktionen im Körper. Wer langfristig gesund und leistungsfähig bleiben möchte, sollte Schlaf deshalb nicht als verhandelbare Freizeitoption betrachten, sondern als tägliche Investition in Körper und Geist – mit sicherer Rendite.

Wie wichtig das ist, zeigt eine der größten Gesundheitsstudien der Welt: Forschende werteten die Daten von über 400.000 Erwachsenen aus Großbritannien aus. Das Ergebnis: Wer regelmäßig weniger als sechs Stunden pro Nacht schläft, hat ein deutlich erhöhtes Sterberisiko – nicht nur insgesamt, sondern auch speziell durch Herz-Kreislauf-Erkrankungen. Interessanterweise sind auch besonders lange Schlafzeiten (mehr als 9 Stunden) mit einem höheren Krankheitsrisiko assoziiert. Wahrscheinlich ist dies aber keine „Nebenwirkung“ von erholsamem Schlafen, sondern spiegelt eine schlechte Schlafqualität (z. B. durch häufiges Erwachen) wider.

Auch die Schlafqualität spielt also eine große Rolle. Menschen mit häufigen Einschlafproblemen, starker Tagesmüdigkeit oder ausgeprägtem Schnarchen entwickelten laut Studie häufiger Herz-Kreislauf-Erkrankungen. Die Empfehlung der Forschenden: Jede Nacht zwischen sieben und acht Stunden erholsam schlafen und auf eine gute Schlafqualität achten.

Viele wirksame Maßnahmen lassen sich unter dem Begriff „Schlafhygiene“ zusammenfassen, also Gewohnheiten und Rahmenbedingungen, die erholsamen Schlaf fördern. Dazu gehört z. B., dass Sie Handy und Fernseher aus Ihrem Schlafzimmer verbannen und feste Routinen entwickeln, die Körper und Geist auf Ruhe einstimmen: etwa eine warme Dusche, ein paar Seiten in einem Buch oder sanfte Dehn- oder Atemübungen.

Ein zentraler Schritt ist ein verlässlicher Schlafrhythmus: dass Sie möglichst jeden Tag zur gleichen Zeit ins Bett gehen und aufstehen, auch am Wochenende. Ebenso wichtig ist Ihre Schlafumgebung: eine gute Matratze, atmungsaktive Bettwäsche, ein dunkler, kühler und ruhiger Raum bilden die Grundlage.

Wenn Sie nachts oft aufwachen oder sich morgens gerädert fühlen, können Sie mit einer einfachen Selbstanalyse beginnen, etwa über Apps oder Fragebögen, die teilweise von Krankenkassen angeboten werden. Bei anhaltenden Problemen lohnt sich eine Abklärung bei einem Schlaf-Coach, in einem Schlaflabor oder bei spezialisierten Ärztinnen und Ärzten.

Schlaf ist eine hochaktive biologische Phase, in der Körper und Gehirn regenerieren. Dabei werden Erinnerungen gefestigt, emotionale Eindrücke verarbeitet, und das Immunsystem wird gestärkt.

Auch Tageslicht beeinflusst den Schlaf: Tanken Sie morgens möglichst früh natürliches Licht und meiden Sie abends grelles Kunstlicht und Bildschirme. Wenn Sie sich am Tag bewegen – am besten an der frischen Luft –, unterstützen Sie ebenfalls Ihre Schlafqualität. Koffein am Nachmittag und Abend, Alkohol und sehr intensive Sporteinheiten kurz vor dem Zubettgehen sollten Sie dagegen besser vermeiden. Mir persönlich hilft es, nach 18 Uhr nichts mehr zu essen, damit ich besser ein- und durchschlafe.

Unterstützung bieten auch strukturierte Programme (online oder über Krankenkassen), die wissenschaftlich fundierte Strategien vermitteln, von Schlafhygiene bis Stressreduktion. Selbst Unternehmen setzen zunehmend auf Schlaftrainings im Rahmen ihres Gesundheitsmanagements. All diese Investitionen lohnen sich: Sie bekommen dafür bessere Erholung, höhere Leistungsfähigkeit und langfristige Gesundheit.

SCHLAF, ERHOLUNGSPAUSEN und kluge Trainingsplanung sind wichtige Stellschrauben. Sie haben außerdem eines gemeinsam: Sie funktionieren nur, wenn wir unsere Aufmerksamkeit bewusst steuern. Nur wer im Alltag rechtzeitig bemerkt, dass er aus dem Gleichgewicht gerät, kann rechtzeitig gegensteuern. Genau hier kommt Achtsamkeit ins Spiel – nicht als fernöstliche Esoterik, sondern als äußerst praktisches Werkzeug.

Meine erste wirkliche Begegnung mit diesem Konzept hatte ich in Bhutan, einem Land, in dem Achtsamkeit nicht in Kursen gelehrt, sondern in den Alltag eingewoben ist. Eine Reise dorthin hat mir deutlich gemacht, was hinter dem Begriff wirklich steckt.

Eine Reise ins Land Achtsamkeit

Wir blieben zunächst einige Tage in Thimphu, der Hauptstadt von Bhutan. Unser Hotel lag direkt gegenüber dem *National Memorial Chorten*, einer buddhistischen Tempelanlage. Lediglich eine Straße trennte uns von diesem spirituellen Zentrum, und so konnten wir zu jeder Tages- und Nachtzeit die Gebete der Pilger sowie die für unsere Ohren fremdartig klingenden Trompeten und Hörner hören.

Über dem ganzen Tal lag der Duft von verbranntem Weihrauch und anderem Räucherwerk. Wo immer wir in diesem faszinierenden Land hinkamen, wurde deutlich, wie sehr der buddhistische Glaube das tägliche Leben prägt – nicht nur als Religion, sondern als gelebte Form von Achtsamkeit, die in jede Handlung und jede Begegnung einfließt.

Am Flughafen wurden wir bereits von unserem Guide Jigme erwartet, einem jungen Mann Anfang dreißig im Gho, der traditionellen Tracht bhutanischer Männer. Was Jigmes

Kleidung nicht sofort verriet: Er hat ein abgeschlossenes IT-Studium und beeindruckte uns mit seiner Präsenz in den sozialen Medien.

Wirklich nachhaltig beeindruckend waren jedoch seine tiefen Kenntnisse über die Verbindung von Buddhismus und Achtsamkeit. In den folgenden drei Wochen besuchten wir unzählige Tempelanlagen und Klöster und Jigme bereicherte jede Besichtigung mit neuen Geschichten über Lamas, Gottheiten und deren Bedeutung für den Glauben der Menschen in Bhutan.

Jigme war nicht nur ein perfekter Wander- und Kulturführer, sondern auch ein Übersetzer im übertragenen Sinne. Jemand, der uns verständlich machte, wie die Menschen in Bhutan nicht nur Achtsamkeit in ihren Tagesablauf einbinden, sondern wie das arme Land plant, Achtsamkeit als immateriellen Schatz mit der Welt zu teilen. Denn Bhutan ist arm an Rohstoffen und landwirtschaftlichen Erträgen, doch reich an etwas, das sich nicht in Tonnen oder Dollar messen lässt: gelebter Achtsamkeit. Dieses geistige und kulturelle Erbe betrachtet das Land als sein wertvollstes Exportgut.

Genau darauf setzt das *Mindfulness City Project,* eine geplante Stadt, die nicht nur moderne Infrastruktur bieten, sondern auch ein internationales Zentrum für Achtsamkeit, Meditation und nachhaltige Lebensweise werden soll. Geplant sind Meditationszentren, Bildungseinrichtungen, Forschungsstätten und Begegnungsräume, in denen Menschen aus aller Welt lernen können, wie sich die Prinzipien der Achtsamkeit in den Alltag und in gesellschaftliche Strukturen integrieren lassen. Für Bhutan ist dieses Projekt nicht nur ein wirtschaftlicher Hoffnungsträger, sondern auch eine Botschaft: dass wahre Ressourcen im Inneren liegen und mit der Welt geteilt werden können, ohne dass sie sich erschöpfen.

IN DEN GESPRÄCHEN mit Jigme habe ich immer wieder herauszufinden versucht, was der eigentliche „Wirkmechanismus" von Achtsamkeit ist. Da muss es doch etwas geben, dachte ich, wenn Bhutan sogar über den Export im großen Stil nachdenkt. Ein sehr westlicher Gedanke – und einer, den Jigme nur bedingt nachvollziehen konnte. Für ihn klang meine Frage vermutlich so, als würde man jemanden bitten, den Geschmack von Wasser zu beschreiben: etwas, das wir täglich erleben, aber kaum in Worte fassen können.

Er empfahl mir deshalb, einmal mit „westlichen Buddhisten" zu sprechen, die beide Perspektiven verstehen. Dabei fiel der Name Emma Slade, eine ehemalige britische Bankerin, die nach einer tiefgreifenden persönlichen Erfahrung ihr Leben radikal veränderte, Nonne wurde und heute zumeist in Bhutan lebt. Ihre Geschichte ist faszinierend: vom hektischen Londoner Finanzdistrikt hin zu einem Leben in klösterlicher Stille. Sie verbindet westliche Rationalität mit buddhistischer Praxis und kann daher wohl besser als viele andere erklären, wie Achtsamkeit wirkt, jenseits von Meditationskissen und Klangschalen. In ihrem Buch „Set Free" beschreibt sie eindrucksvoll, was sie dazu bewog, sich dem Buddhismus zuzuwenden und ihr Leben vollständig umzukrempeln.

In Bhutan ist sie zwar sehr bekannt, aber man kann sie nicht einfach anrufen. Zurück in Deutschland habe ich deshalb zunächst ihr Buch gelesen, um besser zu verstehen, was Buddhismus für jemanden aus dem Westen bedeuten

In einer Welt, in der wir oft im Dauerbetrieb laufen, sind kleine Momente der inneren Ruhe wie Mikrourlaube – kostenlos, überall verfügbar und überraschend regenerierend.

kann, und um herauszufinden, wer diese Frau überhaupt ist. Danach habe ich den direkten Weg gewählt und ihr einfach auf LinkedIn geschrieben. Nach einigen Tagen hat sie sich gemeldet und wir begannen einen Dialog. Der Höhepunkt unseres Austauschs rund um Achtsamkeit war ihre Online-Teilnahme an einem Seminar mit Studierenden der Uni Witten/Herdecke, an der ich unterrichte. In diesem Seminar ging es um *Mindfulness* (= Achtsamkeit) und um die Wirkung im Zusammenhang mit *Lifestyle Medicine*, einer Richtung in der Medizin, die sich mit Interventionen beschäftigt, die jedem von uns möglich sind, um unsere gesunde Lebenspanne zu beeinflussen (also mit all den Dingen, über die Sie bisher schon viel gelesen haben).

Wie könnte man also Achtsamkeit zusammenfassen? Emma Slade formulierte es so schlicht wie treffend: *„Mindfulness is a training in being fully aware, moment by moment in a way which ultimately feels relaxed, natural and brings you a great sense of ease."* („Achtsamkeit bezeichnet ein Training der kontinuierlichen Aufmerksamkeitslenkung auf den gegenwärtigen Moment – in einer Form, die langfristig als entspannend, natürlich und erleichternd erlebt wird.")

Dabei ist Achtsamkeit keine Religion und Sie müssen dafür auch nicht im Lotussitz verweilen, sondern lediglich aufmerksam gegenüber den eigenen Körperwahrnehmungen sein (also z. B. Ihren eigenen Atem beobachten, spüren, wie Ihre Füße den Boden berühren, wie sich das Sitzen auf einem Stuhl anfühlt usw.).

Regelmäßig wird diese beobachtende Haltung von Ihrer Gedankenflut (wir produzieren täglich und ständig Tausende Gedanken) unterbrochen. Das ist nicht schlimm, aber ein Anlass, sich immer wieder bewusst in die Rolle des Beobachters Ihres Körpers zurückzubringen. Mit etwas Übung kann es Ihnen gelingen, diesen unaufhörlichen Gedankenstrom zu beruhigen.

Genau hier liegt der Schlüssel zur Erholung: Wenn Sie lernen, nicht jedem Gedanken hinterherzujagen, sondern ihn wie eine Wolke am Himmel vorbeiziehen zu lassen, schenken Sie Körper und Geist kurze, aber wirkungsvolle Pausen. In einer Welt, in der wir oft im Dauerbetrieb laufen, sind solche kleinen Momente der inneren Ruhe wie Mikrourlaube – kostenlos, überall verfügbar und überraschend regenerierend.

Das steht im scharfen Kontrast zur Nutzung sozialer Medien, die genau das Gegenteil bewirken: Sie konfrontieren uns permanent mit neuen Reizen und Gedankenimpulsen. Gerade das unreflektierte „Bingeing“ sozialer Medien kann dazu führen, dass wir innerlich immer unruhiger werden.

Wenn Sie hier ansetzen möchten, können Sie schon mit einfachen Übungen beginnen – etwa einer täglichen einminütigen Atembeobachtung, kurzen Bildschirm-Pausen oder bewusstem Gehen. Für Interessierte gibt es heute eine Fülle an Ressourcen: von Achtsamkeits-Apps über geführte Meditationen bis hin zu Kursen an Volkshochschulen und Universitäten. Diese Angebote sind keine Ersatzreligion, sondern einfache Werkzeuge, damit Sie im Alltag mehr Klarheit, Ruhe und Erholung finden – ganz gleich, ob Sie in Bhutan sind oder zu Hause am Küchentisch.

In Bezug auf Ihre gesunde Lebensspanne können Sie Effekte dieses Ansatzes sogar messen. Studien zeigen, dass regelmäßige Achtsamkeitsübungen Stress reduzieren, den Blutdruck senken, die Schlafqualität verbessern und das Immunsystem stärken. Wenn Sie Achtsamkeitsübungen mit weiteren Interventionen, die ich in diesem Buch als Strategieschrauben ausführe (z. B. Pflanzen-basierte Ernährung, soziales Miteinander), kombinieren, kann es gelingen, die Effektstärke weiter zu steigern und sogar einen Überlebensvorteil zu erzielen.

VIELLEICHT BRAUCHEN SIE gar keine lange Reise in ein Land wie Bhutan, um diese Lektion mitzunehmen. Dort ist Achtsamkeit in jahrhundertealte Rituale eingebettet, bei uns muss sie bewusst geübt und gepflegt werden. Und wie bei jedem Investment gilt: Der Ertrag kommt nicht durch einmalige Einzahlungen, sondern durch regelmäßige Beiträge. Jede kleine Übung – ob Atembeobachtung, bewusstes Gehen oder ein kurzer Moment der Stille – zahlt auf das Konto Ihrer Erholung ein und lässt Ihr „Kapital" an innerer Ruhe wachsen.

So schließt sich der Kreis: Erholung ist nicht nur eine Reaktion auf Erschöpfung, sondern ein aktiver Bestandteil jedes nachhaltigen Lebensrhythmus. Wenn Sie regelmäßig üben, bauen Sie einen Zinseszinseffekt für Ihre Gesundheit auf – im Sport, im Beruf und im Alltag.

Erholung bewusst gestalten

Ob im Klosterhof von Thimphu oder am Schreibtisch zu Hause: Erholung ist kein Zufall, sondern das Ergebnis Ihrer bewussten Entscheidungen. Achtsamkeit kann ein Türöffner sein: Wenn Sie lernen, Ihre Gedankenflut zu begrenzen, bleiben Sie länger fit und können Pausen gezielt nutzen, um Körper und Geist zu regenerieren.

Erholung planen

Erholung ist mehr als Stille oder Meditation – sie entsteht auch durch kluge, vorausschauende Belastungssteuerung oder gesunden Schlaf.

Sie müssen nicht warten, bis Warnsignale Sie zur Pause zwingen. Sie können Erholungsphasen und Puffer strategisch einplanen, sich so vor Überlastung schützen und langfristig Ihre Leistungsfähigkeit erhalten.

Balance finden

Finden Sie Balance im Sport, im Beruf und im Alltag gleichermaßen, unser Körper folgt in allen Lebensbereichen denselben biologischen Gesetzen.

Am Ende geht es um Ihre innere Balance: Belastung ist unvermeidlich, manchmal sogar gewollt, aber erst durch gezielte Erholung verwandeln Sie sie in Wachstum. Pausen sind kein Stillstand, sondern Phasen, in denen neue Kraft entsteht.

Strategieschraube 5: Beruf*ung und die Macht echter Sozialkontakte

MEIN GROSSVATER war Förster bei der Verbandsgemeinde Freinsheim in der Pfalz. Der von ihm betreute Forst zog sich von der Haardt nahe der Deutschen Weinstraße hinauf in den Pfälzerwald. Gemeinsam mit meiner Großmutter lebte er während seiner aktiven Zeit in einem Forsthaus mitten im Wald. Dieses Forsthaus, die „Lindemannsruhe", ist bis heute ein beliebtes Ausflugsziel für Wanderbegeisterte aus Ludwigshafen oder Mannheim.

Vor allem an Wochenenden herrschte Hochbetrieb. Meine Großeltern bewirteten die vielen hungrigen Ausflügler mit Mittag- und Abendessen, Kuchen, Kaffee und allerlei Leckereien. Meine Schwester und ich verbrachten die meisten Wochenenden und einen Teil der Schulferien bei ihnen, denn die Hilfe unserer Eltern – in der Küche, am Ausschank oder beim Bedienen – war an Wochenenden und Feiertagen dringend nötig, um dem Ansturm gerecht zu werden. Während der Woche durften wir unseren Großvater bei seinem „regulären Job“ als Förster begleiten. Er betreute Waldarbeiter, Pflanzungen und Fällungen, kümmerte sich um Lohnbuchhaltung, Holzverkauf und Wildschäden und erledigte nebenbei noch die vielen Einkäufe für das Ausflugslokal. Eigentlich war er immer „busy“, abgehetzt und „on the go“.

Auf seinen zahlreichen Einkaufsfahrten ins nahe Bad Dürkheim oder zu den Winzervereinen entlang der Weinstraße konnten wir erleben, wie ihm überall ein großes Hallo entgegenschlug: ein Schwätzchen hier, Wertschätzung und Anerkennung dort – angenehme Sozialkontakte schienen ihn auf Schritt und Tritt zu begleiten.

Mit der Pensionierung änderte sich das alles. Weniger Stress und Gerenne, keine Busladungen von Ausflugsgästen mehr, die sofort versorgt werden wollten. Meine Großeltern gaben das Lokal auf und zogen in das Elternhaus meines Großvaters. Doch entgegen meinen Erwartungen tat meinem Großvater diese Veränderung gar nicht gut. Der tägliche Trubel fehlte ihm, vor allem aber die Sozialkontakte und die Anerkennung aus seinen beiden Rollen als Förster und Wirt. Von einem Tag auf den anderen war das alles verschwunden, und statt den Ruhestand zu genießen, verfiel er in eine tiefe Depression. Er fragte sich, wer er denn „jetzt noch“ sei, und klagte darüber, dass ihm eine Aufgabe fehle, um die Tage sinnvoll zu füllen.

Er versuchte es mit Ablenkung: alte Hobbys wie die Jagd, Umbau- und Renovierungsarbeiten am Haus. Nichts half. Die Depression blieb, bis ihn ein Bekannter auf eine Idee brachte. Im Ort suchte das Altenheim jemanden, der die Organisation der Großküche übernehmen konnte. Für meinen Großvater war das die perfekte Lösung: wieder regelmäßig bei Einkaufsfahrten ein Schwätzchen mit alten Bekannten, wieder in der Küche organisieren, vor allem aber wieder eine Rolle haben und damit Bedeutung. Das war die Medizin, die ihm gefehlt hatte.

WAS MÖCHTE ICH Ihnen mit dieser Geschichte mitgeben? Beruf*ung ist mehr als Erwerbsarbeit und bloßes Geldverdienen: Sie stiftet Rhythmus, Rolle und Resonanz – eine verlässliche Choreografie aus Aufgaben, Verantwortung und Anerkennung. Soziale und zielgerichtete Interaktionen sind dabei kein nettes Add-on, sondern der Rahmen, in dem persönliche Bedeutung entsteht: Wer täglich gebraucht wird, erlebt Wertschätzung nicht abstrakt, sondern im Blick, im Gespräch, mit einem kleinen „Danke" oder einem anerkennenden: „Was du alles machst!"

Zugleich gehört Stress zum Mix dazu. Doch es gibt einen Unterschied zwischen zermürbendem Druck (Disstress) und fordernder Lebendigkeit (Eustress). Mein Großvater verlor mit der Pensionierung nicht nur die Arbeit, sondern vor allem den „guten Stress" der bedeutungsvollen Verantwortung – jenes Gefordertsein, das entsteht, wenn andere auf uns zählen. Erst als er wieder eine Rolle übernahm, kehrte für ihn gefühlter Sinn zurück, zusammen mit dem Erfahren von Beziehungen, von Wirksamkeit und Wertschätzung.

Soziale Einbindung ist kein nettes Beiwerk

Die Forschung belegt, dass die Geschichte meines Großvaters kein Einzelfall ist, sondern eine typische Lebensgeschichte widerspiegelt, mit Konsequenzen für Gesundheit und Lebensdauer. Es scheint sogar eine Art Dosis-Wirkungs-Beziehung zu geben: Je länger Nicht-mehr-gebraucht-Werden und Einsamkeit anhalten, desto ungünstiger ist die Perspektive – nicht als Festlegung für den Einzelfall, aber als belastbarer Trend in großen Personengruppen.

So fand eine große Studie aus Singapur, dass bereits die Angabe „manchmal einsam" zu sein (im Vergleich zu denjenigen, die angaben, „nie einsam" zu sein), in einer Befragung von 60-Jährigen mit einer kürzeren Gesamtlebenszeit (–5,4 Jahre) und auch mit einer kürzeren gesunden Lebensspanne (–5,9 Jahre) assoziiert war. Für die USA zeigt eine Analyse der „Health and Retirement Study" aus dem Jahre 2023 über mehr als zwei Jahrzehnte: Einsamkeit, die wiederholt über Jahre berichtet wurde, war mit einer erhöhten Sterblichkeit der Befragten verknüpft. Bei drei oder mehr Messzeitpunkten mit berichteter Einsamkeit lag das Sterberisiko um rund 16 Prozent höher im Vergleich zu Befragten, die keine Einsamkeit berichtet hatten.

Solche Ergebnisse stammen aus Beobachtungsstudien und liefern Durchschnittswerte – sie verlangen also etwas Vorsicht bei der Übertragung auf einzelne Biografien. In der Summe weisen sie jedoch klar in eine Richtung: Soziale Einbindung ist kein nettes Beiwerk, sondern eine fundamentale Voraussetzung von Sinn und Gesundheit. Wo Aufgaben, Zugehörigkeit und Anerkennung wegfallen, schrumpft häufig auch die erlebte Bedeutsamkeit und damit, über die Zeit, die gesunde Lebensspanne.

Der scheinbar zwangsläufige Dreischritt nach dem Rentenbeginn – weniger berufliche Sozialkontakte → Einsamkeit → kürzere gesunde Lebensspanne – ist jedoch keine

Gesetzmäßigkeit. Diese Kette lässt sich an mehreren Stellen unterbrechen. Nicht nur das Beispiel meines Großvaters zeigt das; auch neuere Befunde machen Mut: Wenn Sie Rollen neu definieren, Kontakte bewusst pflegen und sich Aufgaben mit Rückmeldung suchen, können Sie Einsamkeit gezielt entgegenwirken und soziale Netze im Ruhestand sogar ausbauen.

Eine aktuelle Übersichtsarbeit von Lam et al. (2023) bringt dafür ein hilfreiches Raster ins Spiel: Starke Bindungen (*Strong ties*, Familie, enge Freund:innen) und schwache Bindungen (*Weak ties*, Bekannte, frühere Kolleg:innen, Vereinskontakte) erfüllen unterschiedliche Funktionen. Häufiger Kontakt zu den starken Bindungen schützt z. B. in der Rente am verlässlichsten vor Einsamkeit, weil hier emotionale Unterstützung unmittelbar ankommt. Dieser Zusammenhang ist spätestens seit der Harvard-Grant-Studie bekannt, die den Abschlussjahrgang 1939 der amerikanischen Elite-Universität Harvard über das ganze Leben nachverfolgt sowie auch nachfolgende Generationen immer wieder befragt hat: Wer in glücklichen Beziehungen altern kann, lebt länger und gesünder.

Zugleich gilt aber auch: Eine größere Zahl positiver schwacher Bindungen senkt das Einsamkeitsniveau ebenso und erhöht die Chance, im Bedarfsfall Zugang zu Hilfe, Information und Beteiligung zu finden. Nur verliert man diese Bindungen nach dem Ende des Berufslebens häufig.

Um also im Bild der Dosis-Wirkungs-Beziehung zu bleiben: Hier müssen Sie Anstrengungen unternehmen, um auch die Dosis (neuer) *Weak ties* zu erhalten. Besonders wirksam und wissenschaftlich belegt ist es, wenn Sie in Vereinen/Clubs mitmachen: Das schafft starke und schwache

Soziale Kontakte, Zugehörigkeit und das Gefühl, gebraucht zu werden, sind weit mehr als angenehme Zugaben im Leben. Sie bilden das Fundament für Sinn, Gesundheit und ein gelingendes Altern.

Bindungen und erweitert so das Repertoire sozialer Unterstützung, vom intensiven Gespräch bis zum flüchtigen, aber belebenden Austausch.

WAS HEISST DAS NUN praktisch nach dem letzten Arbeitstag? Pflegen Sie die Nähe: feste Zeiten für Telefonate, gemeinsame Routinen, kleine Verabredungen mit den Menschen, die Ihnen am nächsten stehen. Und kultivieren Sie neue Orte und Gelegenheiten, an denen (neue) schwache Bindungen entstehen können: ein Chor, eine Sportgruppe, Lesezirkel, Reparaturcafés, Nachbarschaftsprojekte. Sie sind keine Nebensache, sondern Schlüsselstellen gegen Einsamkeit. Wenn Sie zusätzlich eine neue Rolle übernehmen (z. B. ein Ehrenamt, projektbezogene Minijobs, Mentoring), bekommen Sie verlässlich Rückmeldung und erleben wieder Wirksamkeit – als wohltuender Eustress statt als zermürbender Druck. So wird aus Ihrem Ruhestand kein Rückzug, sondern ein Rollenwechsel: von der Berufstätigkeit zur Neu-Beruf*ung, die Zugehörigkeit, Wirksamkeit und Anerkennung verbindet.

Genau an dieser Stelle setzt das Konzept der „verordneten Sozialkontakte“ *(Social Prescribing)* an: Ärztinnen und Ärzte oder Pflegekräfte verweisen an sogenannte Link-Worker, die gemeinsam mit älteren Menschen Angebote in der Nachbarschaft erschließen. Ziel ist es, reale Begegnungen zu ermöglichen, kurz: Beziehungen auf Rezept. Teilnehmende berichten insgesamt mehr Nutzen als Nachteile: besseres Wohlbefinden, mehr Verbundenheit und Anlässe, „dranzubleiben“. Zugleich werden auch Hürden und potenzielle Schattenseiten benannt (z. B. Überforderung durch unpassende Angebote). Der Tenor: *Social Prescribing* kann helfen, aber es scheint nicht immer zu gelingen.

Vielleicht aber liegt die eigentliche Frage noch tiefer, denn die Sinnsuche selbst lässt sich schwer „per Rezept“ verordnen: Welche Aktivität gibt Ihrem Alltag Sinn und Richtung? Ein individueller Ansatz lässt sich wohl kaum vereinheitlichen. Aber was davon lässt sich wie bewusst gestalten?

Der Sinn im Leben

Sobald es um Sinn geht, erinnern sich viele von Ihnen wahrscheinlich an den Philosophieunterricht in der Schule. Stichworte wie Aristoteles’ „Eudaimonia“ (Glückseligkeit, gelingendes Leben) tauchen auf. Der US-amerikanische Psychologieprofessor Martin Seligman hat das Thema mit dem PERMA-Modell praktisch greifbar gemacht; er unterteilt Sinn und Wohlbefinden in fünf miteinander verknüpfte Dimensionen:

- *Positive Emotions* – Momente von Freude, Ruhe, Dankbarkeit

- *Engagement* – vertieftes Aufgehen in einer Tätigkeit (Flow)
- *Relationships* – tragfähige Beziehungen
- *Meaning* – erlebte Bedeutsamkeit/Sinn
- *Accomplishment* – Wirksamkeit/Erfolge (Dinge zu Ende bringen)

Im deutschsprachigen Raum forscht Prof. Tatjana Schnell seit über zwei Jahrzehnten zum Lebenssinn und hat 2022 ihr Wissen durch das Start-up „Sinnmacher“ (www.sinnmacher.eu) in die Praxis gebracht. Über die App können Sie eine Selbstanalyse durchführen und – in der Bezahlversion – Impulse erhalten, um mehr oder neuen Sinn im Alltag zu erproben.

Ich halte das für einen praxistauglichen Ansatz, mit dem Sie Ihre persönlichen Werte klären sowie Sinnquellen und Rollen identifizieren können, um erste (kleine), überprüfbare Experimente im Alltag anzustoßen. Gerade in Übergangsphasen wie dem Rentenbeginn kann das hilfreich sein: nicht als Dogma, sondern als gezielter Reflexionsprozess.

Wenn Sie keine digitale Anwendung nutzen möchten, gibt es auch Papier-basierte Verfahren, z. B. das Buch „Sinnovate Your Life“ von Martin Schwemmle und Klaudia Thal. Am Ende eines solchen Entscheidungsprozesses geht es auch um Entscheidungsqualität, also nicht um die Frage, wie Sie die richtige (Sinn-)Entscheidung treffen, sondern wie Sie einen Prozess nutzen, der möglichst frei von typischen Verzerrungen und Entscheidungsfallen ist.

Warum geht es nicht um die „richtige Entscheidung“? Weil die Antwort dazu meist in der Zukunft liegt und sich Ihnen „richtig“ oder „falsch“ kurzfristig nicht offenbaren wird. Das „Entscheidende“ kommt aber im Anschluss an Ihren Reflexionsprozess.

Vom Reflexionsprozess zum Experiment

Stellen Sie sich vor, Sie hätten sich eingehend und systematisch mit der Frage beschäftigt, was Ihrem Leben mehr Sinn geben könnte. In diesem Prozess sind verschiedene Ideen entstanden – und nun?

Jetzt gilt es, dem glücklichen Zufall Raum zu geben, die Fähigkeit dazu wird auch Serendipität genannt. Dafür braucht es Experimente: kleine, konkrete Schritte, in denen Sie Neues nicht nur theoretisch bedenken, sondern praktisch erproben. Herminia Ibarra, Professorin an der *London Business School,* betont, wie wichtig solche Versuche sind, denn nur durch sie lässt sich eine neue Identität, Rolle oder Berufung entwickeln. Indem Sie unterschiedliche Prototyp-Rollen flexibel austesten, können Sie Schritt für Schritt herausfinden, was wirklich zu Ihnen passt, und daraus eine neue Richtung formen.

LASSEN SIE UNS zur Verdeutlichung einmal annehmen, in Ihrem Reflexionsprozess wäre herausgekommen, dass Sie eine ganz neue berufliche Betätigung, etwa bei einer Hilfsorganisation, wie z. B. Ärzte ohne Grenzen, oder eine neue Sportart, wie z. B. Golf, in den engeren Kreis Ihrer Überlegungen einbezogen haben. Anstatt Ihren momentanen Job zu kündigen, ohne eine Zusage der Hilfsorganisation in der Tasche zu haben, oder eine teure Mitgliedschaft einzugehen, bevor Sie sich sicher sind, dass Golf etwas für Sie ist, könnten Sie zunächst einmal eine Info-Veranstaltung bei Ärzte ohne Grenzen besuchen, ggf. ein Praktikum planen oder im Golfclub nach einem Schnupperkurs fragen.

Es geht also darum, dass Sie erste praktische Erfahrungen sammeln, ohne gleich alles auf eine Karte setzen zu müssen. Dabei gilt es vier Dingen nachzuspüren:

1. Fühlen sich diese ersten Erfahrungen stimmig an (Bauchgefühl)?
2. Haben Sie das Gefühl, dass das, was in den ersten Experimenten erfahrbar war, für Sie bedeutsam werden könnte?
3. Passt es auch zum Großen und Ganzen, zu allem, was sonst noch gerade in Ihrem Leben passiert?
4. Fühlen Sie sich bei diesen ersten Experimenten jeweils gut aufgehoben und angedockt?

SOZIALE KONTAKTE, Zugehörigkeit und das Gefühl, gebraucht zu werden, sind weit mehr als angenehme Zugaben im Leben. Sie bilden das Fundament für Sinn, Gesundheit und ein gelingendes Altern. Der Verlust solcher Rollen und Verbindungen, etwa im Übergang in den Ruhestand, kann tiefe Einschnitte hinterlassen. Doch die gute Nachricht lautet: Sie sind diesem Prozess nicht ausgeliefert. Wenn Sie reflektieren, welche Sinnquellen für Sie persönlich wichtig sind, und den Mut haben, mit kleinen Experimenten neue Rollen auszuprobieren, können Sie Schritt für Schritt eine neue Identität und damit auch eine neue Beruf*ung entwickeln.

Damit stellt sich jedoch gleich die nächste Frage: Was treibt uns an, diesen Weg wirklich zu gehen? Warum gelingt es manchen Menschen leichter, dranzubleiben, Neues auszuprobieren und sich zu engagieren, während andere in Passivität oder Resignation verharren? Genau darum geht es in Teil III dieses Buches: um Motivation, jene Energiequelle, die Reflexion und Experimente erst in Bewegung bringt.

SHORTCUT

Soziale Kontakte als Fundament

Enge Bindungen wie Familie und Freunde sowie schwache Bindungen wie Bekannte oder Vereinskontakte sind entscheidend für Sinn, Gesundheit und ein gelingendes Altern.

Rollen und Anerkennung

Beruf*ung bedeutet mehr als Erwerbsarbeit. Sie gibt Struktur, Zugehörigkeit und die Erfahrung, gebraucht zu werden. Ihr Verlust bedeutet einen tiefgreifenden Einschnitt und kann weitreichende Folgen haben.

Einsamkeit als Gesundheitsrisiko

Je länger Einsamkeit anhält, desto ungünstiger ist es für Ihre Gesundheit und Lebenserwartung.

Handlungsspielräume nutzen

Durch die bewusste Pflege von Kontakten, Vereinsaktivitäten, ehrenamtliche Rollen und neue Routinen können Sie Einsamkeit gezielt unterbrechen und Sinn neu erschließen.

Vom Nachdenken ins Handeln

Reflexion über Sinnquellen ist wichtig, doch erst kleine, praktische Experimente eröffnen Ihnen neue Rollen und Identitäten, die Sie langfristig tragen können.

TEIL III
DIE GOLDENE ALTERS-PERIODE VERLÄNGERN

Dieser Teil widmet sich der entscheidenden Frage, wie es Ihnen gelingt, gesundheitsfördernde Maßnahmen zu planen und im Alltag konsequent umzusetzen. Dafür gibt es eine Menge konkreter Werkzeuge.

Motivation zur Investition

JEDER WEISS, dass Bewegung, gesunde Ernährung oder der Verzicht auf ungesunde Gewohnheiten gut für uns ist. Und trotzdem setzen die wenigsten Menschen diese Erkenntnisse langfristig um. Selbst Personen mit einem hohen Krankheits- oder sogar Sterberisiko sind häufig nicht ausreichend motiviert, einfache gesundheitsfördernde Maßnahmen in Ihr Leben zu implementieren.

So führt die Hälfte der Raucherinnen und Raucher nach einer Lungenkrebsdiagnose ihren Tabakkonsum fort, wider besseres Wissen. Eine Studie mit über 500 Teilnehmenden zeigte, dass Patient:innen mit Lungenkrebs, die nach der Diagnose das Rauchen aufgaben, im Durchschnitt fast zwei Jahre länger lebten als diejenigen, die weiterhin rauchten (6,6 gegenüber 4,8 Jahre). Zudem lebten sie länger ohne Fortschreiten ihrer Krebserkrankung (5,7 gegenüber 3,9 Jahre) und erreichten häufiger die Fünfjahres-Überlebensrate (61 gegenüber 49 Prozent).

Ein anderes Beispiel: Vorhofflimmern ist eine Erkrankung, die das Schlaganfall-Risiko deutlich erhöht. Dieses Risiko kann man durch die Einnahme von sogenannten Blutverdünnern deutlich reduzieren und trotzdem setzen viele Betroffene diese Medikamente nach 1–2 Jahren wieder ab. Noch schwieriger wird es bei Empfehlungen, das Gewicht zu reduzieren. In einer großen Meta-Analyse aus dem Jahre 2020 wird beschrieben, dass keine der 14 getesteten Diäten zu nachhaltigem Abnehmen führte. Nach 12 Monaten sind die verlorenen Kilos zurück und haben meist noch einige Freunde mitgebracht.

Warum ist es also so schwer, gute Vorsätze in die Tat umzusetzen oder bekannte Risikofaktoren langfristig zu minimieren?

Unser innerer Elefant

Man kann sich das Entstehen von Entscheidungen in unserem Gehirn als eine Kombination aus zwei Kräften vorstellen: Einerseits gibt es in unserem Gehirn Bereiche, die auf impulsive, durch Instinkte und Emotionen beeinflusste, meist reflexhafte Entscheidungen spezialisiert sind. Die nennt der US-amerikanische Psychologe Jonathan Haidt in seinem Buch „The Happiness Hypothesis" den „Elefanten". Daneben gibt es aber auch Hirnanteile, die – nach reiflicher Überlegung – rationale, vernünftige Entscheidungen treffen. Diese Anteile wurden von Haidt als „Reiter" des Elefanten beschrieben.

Was denken Sie, wer trifft wohl die meisten Ihrer täglich ca. 35.000 Entscheidungen? Schafft es Ihr Reiter, Ihre Reiterin, den massiven und eigensinnigen Elefanten mit Vernunft auf den richtigen Pfad zu bringen? Die Antwort lautet: leider nein. Dafür fehlt schlichtweg die Zeit, d.h., Sie treffen die meisten dieser Entscheidungen instinktiv mit Hilfe Ihres Elefanten, noch bevor sie in Ihr Bewusstsein gelangen.

Sollten Sie sich jetzt vielleicht fragen, was dieses Bild des „inneren Elefanten" eigentlich bedeuten soll, kann ich von einem persönlichen Erlebnis erzählen: Auf einer Urlaubsreise nach Sri Lanka fuhren wir mit einem Kleinbus quer über die Insel. Wir sahen – auch in Ortschaften – immer wieder Warnschilder, die Autofahrer auf die Fahrbahn kreuzende Elefanten aufmerksam machen sollten. Ich fragte unseren Fahrer, was es damit auf sich habe.

Er erzählte mir folgende Geschichte: Wenn die Mangos reifen, hätten die Elefanten hier nur eine Sache im Sinn: süße Mangos. Auf der Suche nach den Früchten würden sich die massigen Tiere dann weder durch hupende Autos noch durch die Dorfbewohner von ihrem Plan abbringen lassen, auf direktem Weg zu ihrer Nahrungsquelle zu gelangen.

Die Dorfbewohner ziehen es in dieser Zeit deshalb vor, für einige Wochen bei Verwandten zu wohnen, denn mit den instinktgetriebenen Elefanten ist nicht zu spaßen. Anstatt die Dörfer zu meiden, bahnen sich diese massiven Tiere seit Generationen einen direkten Weg durch die Siedlungen und manchmal auch durch die Gärten und einfachen Häuser.

Wie die eigensinnigen Elefanten auf Sri Lanka nutzt auch Ihr innerer Elefant schnelle Denkabkürzungen, um Entscheidungen zu treffen, und lässt sich dabei nur schwer beirren. Diese schnellen Entscheidungen sind meist einfach, können aber auch ungesunde Verhaltensweisen nach sich ziehen. Wenn Sie z. B. nach einem stressigen Tag automatisch zur Zigarette greifen oder bei Frust etwas Süßes essen, folgen Sie einem tief eingeprägten Muster. Ihr Gehirn macht es sich leicht und greift auf alte und erlernte Gewohnheiten zurück, weil diese weniger Anstrengung und Willenskraft erfordern. Deshalb fällt es so schwer, alte und automatisierte Routinen zu durchbrechen.

Die entscheidende Frage ist: Wie gelingt es Ihnen, Ihren Elefanten dennoch immer wieder in die richtige Richtung zu lenken?

Motivation und wie sie entsteht

Viele Menschen glauben, dass Motivation eine innere Kraft ist, die entweder vorhanden ist oder nicht. Eine Sportlerin, die ein großes Ziel verfolgt, gilt als hochmotiviert, während ein Schüler, der ungern lernt, unmotiviert erscheint. Doch Motivation ist weit mehr als das.

Motivation wird in der Wissenschaft als auf einen zukünftigen Zustand ausgerichtet beschrieben. Da gibt es so anspruchsvolle Definitionen wie die der Motivationsforscher Falko Rheinberg und Regina Vollmeyer, die Motivation „als die aktivierende Ausrichtung des momentanen Lebensvollzuges auf einen positiv bewerteten Zielzustand bzw. das Vermeiden eines negativ bewerteten Zustandes“ beschreiben.

Dann gibt es Studien, die zeigen, dass Menschen sehr unterschiedliche Antriebe nutzen, um sich zu Höchstleistungen zu motivieren. Ultraläufer z. B. – das sind, wie wir bereits gehört haben, Menschen, die regelmäßig Strecken

Kleine, wiederholte Handlungen erzeugen langfristig Motivation. Je häufiger Sie ein Verhalten ausführen, desto mehr Motivation kann entstehen.

über die Marathondistanz von 42,2 km hinaus bewältigen – laufen oft nicht nur aus sportlichem Ehrgeiz, sondern auch, weil sie dadurch Anerkennung erfahren, ihr Selbstbewusstsein stärken oder ihr Körpergewicht regulieren wollen. Der Extremsportler David Goggins beschreibt in seinem Buch „Can't hurt me", wie er sich zu Höchstleistungen angetrieben hat, um traumatische Erlebnisse aus der Kindheit zu verarbeiten.

Klingt alles interessant, hilft aber nicht so richtig weiter, um sich für eine gesunde Lebensweise zu begeistern. Oder um mit Dan Ariely, einem US-amerikanischen Verhaltenswissenschaftler, zu sprechen: „Denken hilft zwar, nützt aber (meist) nichts." In seinem Buch mit gleichnamigem deutschem Titel führt er aus, dass wir weit weniger rational handeln, als bis dato angenommen wurde. Er widerlegt die gängige Vorstellung, dass unser Verhalten grundsätzlich von Rationalität geprägt ist.

Es ist aber zu früh, um bereits hier die Flinte ins Korn zu werfen, wie ich Ihnen in den folgenden Kapiteln noch zeigen möchte. Reiter und Elefant können sehr wohl zusammenarbeiten, um in unserem Alltag gesunde Verhaltensmuster zu etablieren. Es scheint nur so zu sein, dass wir dafür unsere Vorstellungen von Motivation, und wie wir den Elefanten bei gewünschten Verhaltensänderungen an Bord bringen können, überdenken müssen.

Motivationsmythen oder: Warten auf den richtigen Moment

Was glauben Sie, ist zuerst da: Motivation oder eine Handlung, die Motivations-getriggert startet?

Ich vermute, dass viele von Ihnen glauben, Motivation stehe am Anfang einer Veränderung: Man fühlt sich plötzlich inspiriert und beginnt dann mit einer neuen Gewohnheit, z. B. mehr Sport zu treiben. Oder man ist nach einem einschneidenden Ereignis geläutert und dadurch auch motiviert, das Rauchen aufzugeben.

Wissenschaftliche Studien erzählen leider eine andere Geschichte. Schauen wir uns eine typische Situation an, den Beginn eines neuen Jahres etwa. Laut Umfragen nimmt sich zu Neujahr die Mehrheit der Menschen vor, ihr Leben in dem einen oder anderen Bereich zu ändern. In Deutschland waren die am häufigsten genannten Themen laut der Statistik-Online-Plattform Statista für 2025: „mehr Zeit mit der Familie verbringen", „sich gesünder ernähren", „mehr Sport treiben" und „das Gewicht reduzieren".

Bedauerlicherweise funktioniert das in den seltensten Fällen: Als *Quitter's Friday* wird der zweite Freitag des neuen Jahres bezeichnet, an dem die meisten Menschen ihre guten Neujahrsvorsätze schon wieder aufgegeben haben. Entgegen unserer Erwartung scheint es sogar so zu sein, dass „gute Vorsätze", die wir gegenüber anderen Menschen äußern, die Chance weiter reduzieren, dass wir langfristig „dranbleiben".

Der Autor Jeff Haden fasst all diese Befunde in seinem Buch „The Motivation Myth“ in einer einfachen Aussage zusammen: Motivation ist nicht die Ursache, sondern das Ergebnis von Handlungen. Sobald eine erste kleine Tat vollbracht ist, verbucht unser Gehirn dies als Erfolg. Das führt zur kurzfristigen Ausschüttung des Glückshormons Dopamin (Dopamin-Spike), das den Wunsch nach weiteren positiven Erlebnissen weckt. Mit der Zeit entstehen durch weitere „kleine Taten“ die nächsten Dopamin-Spikes und schließlich – als eine Art Dauerschleife – anhaltende Motivation, die uns antreibt weiterzumachen.

Kleine, wiederholte Handlungen erzeugen also langfristig Motivation. Je häufiger Sie ein Verhalten ausführen, desto mehr Motivation kann entstehen, und aus einem anfangs mühsamen Prozess machen Sie nach und nach eine feste Gewohnheit.

Habe ich durch die These Ihr Motivations-Weltbild auf den Kopf gestellt? Die Erkenntnis, dass Motivation das Resultat von wiederholten Handlungen ist und nicht die Voraussetzung, ist wichtig, um Veränderungsroutinen, die Sie gesund und glücklich altern lassen sollen, dauerhaft in ihrem Leben zu etablieren.

Wie dauerhafte Veränderung in unserem Leben gelingt

Im vorherigen Abschnitt habe ich das Duo des instinktgetriebenen Elefanten und seines rationalen Reiters eingeführt sowie die Idee, dass Handlungen die eigentlichen Auslöser von Motivation sind. Die Frage ist nun: Wie und wo

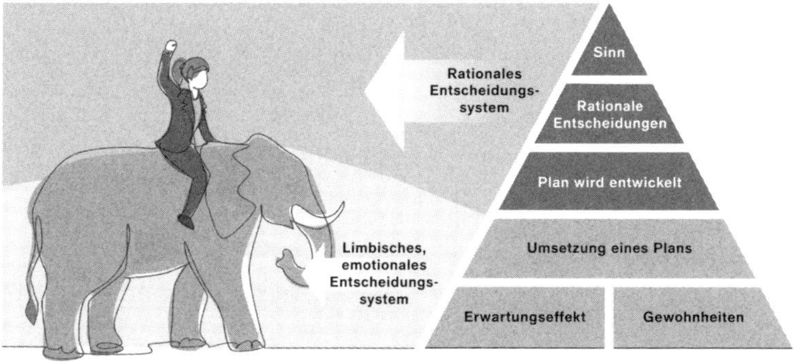

Die Entscheidungspyramide. *Mit der Ratio, unserem Verstand, entwickeln wir einen Plan, dessen Umsetzung jedoch weitgehend von unserem (meso-)limbischen „Elefanten"-System abhängig ist.*

treffen wir überhaupt Entscheidungen, die zu Handlungen (und damit auch zu Motivation) führen?

Das ist gar nicht so einfach zu beantworten, denn neben dem rationalen Reiter und dem Elefanten sind weitere Aspekte wichtig: Welchen übergeordneten Sinn (manchmal auch als Identität bezeichnet) und welche Erwartungen verbinden Sie mit einer Handlung? Passt das alles zu einem größeren Plan? Können Sie Ihren Elefanten vielleicht auch durch kleine Geschenke und Tricks in seiner Grundhaltung verändern?

Dass dies gelingen kann, wissen wir spätestens seit den Arbeiten des Nobelpreisträgers Daniel Kahneman, der den Elefanten „System 1" und den Reiter „System 2" genannt hat. Ich habe einige weitere Gesichtspunkte seiner Forschungen, die mit unseren inneren Entscheidungsprozessen zu tun haben, für Sie in der Abbildung oben in einer sogenannten Entscheidungspyramide zusammengefasst. Sie zeigt u. a., wo Reiterin und Elefant voneinander abgegrenzt sind.

GRUNDSÄTZLICH KÖNNEN wir festhalten, dass diese beiden Systeme, also Reiterin und Elefant, bei all den vielen Entscheidungen, die wir tagein, tagaus treffen, zusammenspielen. Wie das *Quitter's-Friday*-Phänomen zeigt, gelingt dies meist nicht optimal, denn beide arbeiten ganz unterschiedlich: Während die Reiterin vielleicht weiß, dass Bewegung wichtig ist, verlangt der Elefant gerne nach einer sofortigen Belohnung, etwa durch Süßigkeiten oder Ablenkung durch soziale Medien. Seine schnelle Suche nach Belohnung sorgt dafür, dass wir oft kurzfristige Entscheidungen treffen, die nicht immer zu unseren langfristigen Zielen passen. Deshalb greifen wir lieber zur Schokolade als zum Apfel, auch wenn wir „eigentlich" gesünder essen wollten.

Positive Ziele, der erste Schritt zu nachhaltiger Veränderung

Bisher habe ich Ihnen erklärt, was Motivation ist, wie sie zustande kommt und welche Entscheider (Reiter/Reiterin und Elefant) bestimmen möchten, wie wir uns verhalten. Was noch nicht zur Sprache kam, ist, wie wir uns auf dem Weg zu einem langen, gesunden Altern motivieren können. Was ist also tun, um die Zusammenarbeit Ihres Elefanten und Ihres Reiters/Ihrer Reiterin zu verbessern, um deren optimale Kooperation zu erreichen?

Ein effektiver Plan für erfolgreiches Altern beginnt damit, dass Sie ein klares Ziel definieren. An dieser Stelle möchte ich mit Ihnen erst einmal die Grundlagen zur Zieldefinition besprechen: Wie können Sie Ihre Ziele so formulieren, dass die Wahrscheinlichkeit der Umsetzung steigt?

Dazu gibt es einleuchtende Forschungsergebnisse und Erklärungen. Sie hängen mit unserem Elefanten und seiner Vorliebe für Dopamin zusammen. Dieses Hormon wird nicht nur bei einer Bedürfnisbefriedigung freigesetzt, sondern auch dann, wenn wir diese Befriedigung oder Belohnung nur erwarten (Belohnungserwartung).

Die Gründe dafür beschreibt Michael Easter in seinem Buch „Scarcity Brain" evolutionsbiologisch: Für Jäger und Sammler war es notwendig, auch dann noch motiviert nach Essbarem zu suchen, wenn sie einige Zeit nicht erfolgreich waren. In Tierexperimenten konnte gezeigt werden, dass gerade wenn eine Belohnungserwartung in Bezug auf eine Bedürfnisbefriedigung hergestellt werden kann, diese Belohnung aber nicht notwendigerweise regelmäßig eintritt, besonders viel von unserem Glückshormon Dopamin ausgeschüttet wird.

Diesen Umstand macht sich etwa die Glücksspielindustrie bei Spielautomaten zunutze: In unregelmäßigen Abständen erhält der Spieler eine Belohnung in Form eines Gewinns, was immer wieder zu Dopaminausschüttungen führt, weil eine Belohnung erwartet wird. Anfällige Spieler:innen können dadurch in die Sucht getrieben werden.

WAS HAT NUN die Dopaminausschüttung bei der Belohnungserwartung mit der Formulierung Ihrer Ziele zu tun? Damit Sie Ihre Ziele mit positiven Gefühlen koppeln und so deren Umsetzungswahrscheinlichkeit erhöhen, rate ich Ihnen, sie als „Hin-zu"-Ziele zu formulieren: hin zu einem positiven Endergebnis, das, als Belohnungserwartung formuliert, Dopamin induzieren und damit eher wirksam werden kann.

Eines Ihrer „Hin-zu“-Ziele könnte lauten: „Ich treibe mit Freunden fröhlich Sport, um länger gesund altern zu können.“ Im Gegensatz dazu schwingt bei einem „Weg-von“-Ziel (z. B.: „Ich will nicht mehr so viel im Internet surfen, um mehr Zeit für ... zu haben“) schon etwas Negatives mit. Sie schaffen es durch ein „Weg-von“-Ziel nicht, Ihrem Elefanten etwas Dopamin zu spendieren.

Ganz allgemein kann man sagen, dass Sie die Belohnungserwartung dann triggern können, wenn Sie Ihre Ziele in der ersten Person Singular aktiv und im Präsens („Ich trainiere regelmäßig ...“), in einer positiven Ausdrucksweise („... fröhlich zusammen mit Freunden ...“), als konkretes „Hin-zu“-Ziel („... um im Juni nächsten Jahres einen Halbmarathon beim Dortmunder Friedenslauf zu absolvieren“) formulieren. Das Beispiel ist natürlich willkürlich gewählt. Sie können es auf jede Ihrer Lebenssituationen und jedes Ihrer Bedürfnisse anpassen.

Warum viele Menschen bei der Zielformulierung scheitern

Viele von uns scheitern beim Formulieren von Zielen, weil ihre Vorsätze zu vage und/oder unrealistisch bleiben. Eine Zielformulierung wie beispielsweise: „Ich würde gerne gesünder leben“, im Konjunktiv formuliert, klingt zwar sinnvoll, doch sie bleibt unkonkret und löst kaum Belohnungserwartung aus. Ohne eine genaue Vorstellung davon, was „gesünder leben“ im Alltag bedeutet, fällt es uns sehr schwer, einen Anfang zu machen und Fortschritte zu messen.

Deshalb ist es hilfreich, wenn Sie sich präzise und motivierende Ziele setzen. Dabei können Sie sich die Frage stellen: Was genau möchte ich verändern? Auch kann es helfen, wenn Sie fragen: Wenn mir eine Fee über Nacht einen Wunsch erfüllen würde, woran könnte ich am Morgen erkennen, dass ein Wunder stattgefunden hat? Oder: Wie können Sie „messen", ob Sie Ihrem Ziel nähergekommen sind? Ist das Ziel überhaupt attraktiv oder fühlt es sich wie eine lästige Pflicht an? Ist es realistisch umsetzbar oder ist die Hürde zu hoch? Wie könnte ein einfacheres Unterziel lauten, das Sie zunächst anpeilen?

Ein gut formuliertes Unterziel auf dem Weg zu mehr Sport (oder dem Halbmarathon) könnte für Sie dann z. B. lauten: „Ich spaziere jeden Montag, Mittwoch und Freitag einfach 20 Minuten an der frischen Luft." Diese Formulierung ist konkret, da sie einen klaren Zeitrahmen und eine messbare Handlung definiert. Sie bleibt zudem realistisch, da sie keine überhöhten Erwartungen setzt, die später zu Frustration führen könnten.

Ein häufiger Fehler beim Setzen von Zielen kann auch darin bestehen, dass Sie zu viele und zu große Veränderungen auf einmal planen. Wenn Sie z. B. für das kommende Jahr planen, Ihr Gewicht um 10 kg zu reduzieren, Ihre Ernährung komplett umzustellen, viel besser zu schlafen und allen Stress loszuwerden, werden Sie sich schnell überfordern und letztendlich keines dieser Ziele erreichen.

Stattdessen ist es effektiver, wenn Sie mit einem einzelnen (kleinen Unter-)Ziel beginnen und sich auf eine schrittweise Umsetzung konzentrieren. Sobald sich dann die neue Gewohnheit gefestigt hat, können Sie die nächste (größere) Veränderung angehen.

Ein weiterer wichtiger Aspekt ist die persönliche (interne) Bedeutung Ihres Ziels. Ziele, die Ihnen von außen vorgegeben werden oder gesellschaftlich erwünscht erscheinen, führen selten zu langfristiger Veränderung. Wer sich nur deswegen mehr bewegen möchte, weil der Arzt es empfohlen hat oder weil es als „gesund" gilt, wird sich vermutlich schwertun, langfristig dranzubleiben.

Viel wirkungsvoller sind Ihre Ziele aufgestellt, wenn es Ihnen gelingt, diesen Zielen eine emotionale Bedeutung mitzugeben. Wenn Sie beispielsweise gerne mit Ihren Enkelkindern spielen, können Sie sich vornehmen, fitter zu werden, um länger aktiv mit ihnen mithalten und gemeinsame Zeit verbringen zu können. Ihr eigentliches Ziel ist in diesem Fall also nicht mehr, fitter zu werden, sondern eigentlich möchten Sie länger in der Lage sein, mit Ihren geliebten Enkeln zu spielen. Und das geht eben nur, wenn Sie mit den Kleinen mithalten können.

Letztlich empfiehlt es sich, dass Sie Ziele nicht als starre Vorgaben betrachten, sondern als flexible Leitplanken, die Sie auf Ihrer Veränderungsreise immer wieder anpassen können und müssen. Es kann vorkommen, dass Sie ein Ziel zu ambitioniert formulieren und zunächst besser eine kleinere, einfachere Version vorschalten. Ebenso kann es sein, dass sich Ihre Prioritäten ändern und ein anderes Ziel plötzlich wichtiger wird.

Der entscheidende Punkt ist, dass Sie sich (oder Ihrer Reiterin bzw. Ihrem Reiter) überhaupt eine Richtung vorgeben, die auch zum Elefanten durchdringt, und dass Sie mit kleinen Schritten konsequent und möglichst heute noch darauf hinarbeiten. Denn wie Sie zu Beginn dieses Kapitels gesehen haben, ist Ihre Motivation nicht nur mit Zielen gekoppelt, die Ihre Belohnungserwartung triggern, sondern sie wird auch dadurch getriggert, dass Sie Ihre Ziele aktiv in die Tat umsetzen: *Just do it!*

SHORTCUT

Das Modell von Reiter und Elefant

Der „Reiter" (rationaler Verstand) trifft bewusste Entscheidungen.

Der „Elefant" handelt oft spontan, aber leider auch fehleranfällig. Er liebt Dopamin, ist abhängig von Emotionen und verfällt leicht in Schubladendenken.

Langfristige rationale Ziele des Reiters stehen oft im Konflikt mit den kurzfristigen Wünschen des Elefanten, ohne den nichts läuft. Langfristige Pläne scheitern oft an seinen kurzfristigen Denkfallen.

Was ist Motivation?

Landläufig wird Motivation als zielgerichtetes Handeln verstanden, das entweder auf einen positiven Zustand hinarbeitet (= höhere Erfolgswahrscheinlichkeit) oder einen negativen vermeiden möchte.

Motivation kommt meist nicht vor einer Handlung, sondern entsteht erst beim Tun bzw. durch das Tun. Kleine Schritte helfen, langfristig in eine Motivations-Dauerschleife zu kommen.

Zielformulierungen können helfen, Motivation zu induzieren: „Hin-zu"-Ziele, die positiv, in der Ich-Form und im Präsens ausgesprochen werden, können unsere Belohnungserwartung triggern.

Kein Plan ohne Ziel(-vereinbarung)

ICH ERINNERE MICH noch gut an eine Szene am Badesee während meiner Studienzeit: Eine Kommilitonin ließ einen neckischen Kommentar über mein „Hüftgold" fallen, und binnen Sekunden war das positive Bild, das ich von meinem Körper hatte, dahin.

Vielleicht kennen Sie auch solche Situationen. Also ab ins Fitnessstudio oder zum Waldlauf. Nach zwei Wochen die ernüchternde Bilanz: nichts passiert. Der Körper ist ein Meister der Kompensation, jede zusätzlich verbrannte Kalorie wird unmerklich wieder hereingeholt.

Mein innerer Elefant setzte sich immer wieder durch – bis sich die Umstände änderten: drei kleine Kinder zu Hause, Doppelbelastung durch Klinik und Universität, permanenter Stress. Eigentlich ein schlechter Zeitpunkt für nachhaltige Lebensstiländerungen. Doch gerade in dieser Phase erkannte ich gemeinsam mit einem jüngeren Kollegen und Freund, dass wir mit Anfang 40 sehenden Auges in die Übergewichtsfalle liefen. Unsere Körperlänge hatte nicht mehr mit unserem (zunehmenden) Körpergewicht mitgehalten, unser beider Body-Mass-Index (BMI) hatte die magische Grenze von 25 überschritten. Uns wurde klar: So geht es nicht weiter, wir brauchen einen Plan.

Pläne entstehen aber nicht im luftleeren Raum. Sie brauchen ein Ziel: klar, greifbar und verbindlich. Ohne Ziel ist jeder Plan nur ein loses Gedankenkonstrukt, das vom nächsten Gedanken wieder verweht wird.

Genau hier beginnt für Sie die eigentliche Herausforderung: Wie formulieren Sie Ziele so, dass Sie zu Ihrem Elefanten durchdringen und ihn als Reiter oder Reiterin leiten? Und wie entwickeln Sie daraus einen Plan, der nicht nur gut klingt, sondern auch im Alltag Bestand hat?

In der Management- und Führungswelt gibt es dafür zahlreiche Methoden: OKR *(Objectives & Key Results)*, ursprünglich von Intel entwickelt und von Google groß gemacht, übersetzt die Methode Unternehmensvisionen in wenige konkrete Großziele *(= Objectives)* und je Großziel in zahlreiche überprüfbare Kleinziele *(= Key Results)*.

Diese Kleinziele kann man dann noch „SMART" formulieren, sodass sie <u>s</u>pezifisch, <u>m</u>essbar, <u>a</u>ttraktiv, <u>r</u>ealistisch und <u>t</u>erminiert sind.

Was bei Individuen gut funktionieren kann, kann in großen Organisationen schwierig sein, weil Abstimmungsprozesse zwischen vielen Einzelinteressen Zeit kosten oder auch, weil sich Umgebungsbedingungen schneller ändern, als sich die Organisation anpassen kann. Das führt dann häufig zu Verzögerungen oder zum Totalausfall. Ziele werden nicht erreicht und im schlimmsten Fall können Projekte nicht zu Ende geführt und müssen abgeschrieben werden.

Klares Ziel und Anpassungsfähigkeit

Um die Jahrtausendwende hat sich eine Gruppe von Planern für einige Tage in einem Skigebiet eingeschlossen, um Ideen zur besseren Zielplanung und Umsetzung zu formulieren. Das sogenannte „Agile Manifesto“ war geboren. Es beinhaltete einen bedeutenden Unterschied zur traditionellen Zielplanung: Rasche Anpassungsfähigkeit an sich verändernde Umgebungsbedingungen wurde als ein zentraler Baustein auserkoren.

Was das alles mit Ihrer Gesundheit zu tun hat? So einiges: Methoden wie OKR und die Formulierung der SMART-Ziele sind wichtig, weil sie Ziele klären helfen und in planbare Happen unterteilen. Aber weil das Leben eben ungewiss ist, braucht es neben Ziel und Plan auch die Anpassung an eventuell widrige Umstände.

Ich möchte Ihnen das an einem Beispiel verdeutlichen: Ich habe das Ziel, meine Muskelkraft durch tägliches Eigengewichtstraining zu stärken. Dazu habe ich den Plan entwickelt, eine Routine aus Planking (Unterarmstütz), Liegestützen, ein paar Klimmzügen sowie einem Satz Bauchmuskeltraining in meinen Morgen zu integrieren.

Manchmal schlafe ich aber schlecht, muss früh zum Zug oder habe einfach keine 20 Minuten zur Verfügung. Um das Ziel trotzdem nicht aus den Augen zu verlieren, passe ich den Plan an, etwa indem ich das Training in die Mittagspause verschiebe oder abends ins Fitnessstudio gehe.

Agilität bedeutet, flexibel zu bleiben, ohne die Richtung zu verlieren: Das Ziel bleibt stabil, der Weg dorthin darf sich verändern. Nicht jeder Tag läuft nach Plan, aber jeder Tag bietet eine Möglichkeit, dem Ziel ein Stück näherzukommen.

Was bedeutet das für Sie? Am Anfang steht Ihr ganz eigenes Gesundheitsziel. Von dort aus planen Sie konkrete Etappenziele. Schreiben Sie diese unbedingt auf und formulieren Sie sie nach der SMART-Logik: Was werden Sie genau wann tun und wie könnten Sie es messen? Und das Wichtigste: Was ist der erste Schritt auf dem Weg, den Sie noch heute machen können? Jene erste kleine Handlung, die sofort möglich ist?

Bis hierhin klingt der Weg sehr rational und strukturiert, fast technokratisch. Doch die wahre Kunst beginnt erst jetzt, denn Pläne und Ziele allein verändern noch nichts. Entscheidend ist, sie in Gewohnheiten zu verwandeln, so fest verankert, dass Sie gar nicht mehr überlegen müssen, ob Sie weitermachen. Sie tun es einfach. Diesbezüglich lohnt es sich, von Menschen zu lernen, die selbst unter schwierigsten Bedingungen nicht aufgeben.

Vom Plan zur Gewohnheit

Gemeinsam mit einer Doktorandin habe ich im Rahmen einer wissenschaftlichen Untersuchung mehr als 200 Ultraläuferinnen und -läufer befragt; Menschen also, die sich aufgemacht haben, 100 Kilometer über alpine Trails zu laufen oder beim *Transalpine Run* 250 Kilometer und 15.000 Höhenmeter zu bewältigen. Sie alle trainieren über viele Monate hinweg nach komplexen Plänen mit langen Grundlageneinheiten, knackigen Intervallen und gezieltem Krafttraining.

Das allein jedoch war für uns nicht wichtig. Was uns wirklich interessierte, war etwas anderes: Wie schaffen es die Athlet:innen dranzubleiben? Wie gelingt es ihnen zu trainieren, auch wenn Motivation oder Energie fehlen? Wie schaffen sie es, auch dann auf Kurs zu bleiben, wenn Krankheiten, der Beruf oder familiäre Verpflichtungen dazwischenfunken – kurz: wenn das echte Leben im Weg steht?

An dieser Stelle wird es spannend: Die Athlet:innen haben nicht von heroischem Durchbeißen gesprochen, sondern von ganz praktischen Strategien, die jeder Mensch auch außerhalb des Sports anwenden kann. Hier sind die Tricks, die Läuferinnen und Läufer am häufigsten nannten (weitere habe ich im Anhang für Sie im Zukunftsszenarien-Baukasten ab S. 232 zusammengefasst).

1. Verbindlichkeit schaffen: der Vertrag mit sich selbst

Verabreden Sie sich mit einem Freund oder einer Kollegin zu regelmäßigen Bewegungseinheiten nach der Arbeit – mit einem kleinen Vertrag, den Sie beide „unterschreiben", zumindest im übertragenen Sinn. Damit schlagen Sie gleich drei Fliegen mit einer Klappe: Sie bewegen sich mehr, bauen Stress ab und pflegen zugleich eine wertvolle soziale Beziehung. Ein solcher „Gesundheitsvertrag" ist kein bürokratisches Dokument, sondern ein einfaches Ritual, das Ihre Motivation stärkt und zugleich ein Fundament für eine längere, gesunde Lebensspanne legt.

Auch viele der befragten Läuferinnen und Läufer nutzen dieses Prinzip: Sie melden sich gezielt für Wettkämpfe an, um aus der Anmeldung mit Deadline (= Tag des Wettkampfs) einen verbindlichen „Quasi-Vertrag" mit sich selbst zu machen, der auch Folgen hat: Die Wahrscheinlichkeit, dass sie Schritt für Schritt die nötigen Trainingseinheiten ins Ziel bringen, nimmt zu. Ein anderes Werkzeug haben Sie bereits an einer anderen Stelle kennengelernt: die Webseite www.stickk.com (siehe S. 126), ein perfektes Instrument, um „vertragliche Verbindlichkeit“ in nahezu jedem Lebensbereich herzustellen.

2. Die Kraft der Gedanken nutzen

Manchmal entscheidet nicht die Muskulatur über das Durchhaltevermögen, sondern die innere Haltung. Viele unserer befragten Ultraläuferinnen und Ultraläufer berichteten, dass mentale Strategien aus der Positiven Psychologie dabei eine erstaunliche Wirkung entfalten können. Manche beginnen schon Tage vor einer Trainingseinheit damit, sich klare Zielbilder vor Augen zu führen. Einige nutzen dazu WOOP, eine von der Psychologin Gabriele Oettingen entwickelte Methode, die Autosuggestion nutzt, um die Willenskraft zu stärken und an den eigenen Zielen dranzubleiben. Die Abkürzung steht für *wish* (= Wunsch), *outcome* (= Ergebnis), *obstacle* (= Hindernis), *plan*. Andere arbeiten mit motivierenden Glaubenssätzen wie: „Einfach kann jeder – ich wachse an Herausforderungen.“

Ein Beispiel: Stellen Sie sich vor, Ihr Wunsch ist es, einmal pro Woche eine intermittierende Fasteneinheit von mindestens 16 Stunden in Ihren Alltag zu integrieren. Dazu würden Sie gerne ein Abendessen überspringen. Gar nicht so einfach!

Die gewünschten Ergebnisse wären: besserer Schlaf, ein paar Kalorien weniger und der positiver Fasteneffekt. An dieser Stelle ist es wichtig, dass Sie sich so konkret wie möglich vorstellen, welches mögliche Hindernis sich Ihnen in den Weg stellen kann: z. B. ein Hungergefühl nach Feierabend oder Ihr Wunsch, sich mit einem schönen Abendessen für den anstrengenden Arbeitstag zu belohnen.

Jetzt kommt Ihr Plan: Stellen Sie sich ganz konkret vor, wie Sie das Hindernis überwinden und letztendlich Ihr Ziel erreichen: eine längere, gesunde Lebensspanne.

Die vier skizzierten WOOP-Schritte finden vorerst nur als Visualisierung vor Ihrem geistigen Auge statt. Vielleicht, wenn Sie am Morgen entspannt aufwachen oder wenn Sie sich kurz zurückziehen können, um Ihren „Film" zu träumen. Je klarer und lebendiger Sie visualisieren, desto wirksamer wird die Methode.

3. Vorbereitung ist die halbe Miete

Mehrere Athletinnen und Athleten berichteten, dass sie ihre Sporttasche schon am Vorabend packen. Eine Läuferin stellte sie sogar mitten in den Gang – als stumme Erinnerung auf dem Weg nach draußen. Ein anderer erzählte, dass allein das Gefühl, seine vorbereitete Laufjacke anzuziehen, bei ihm den Schalter auf „Jetzt Training" umlegt.

Jede dieser Vorbereitungen senkt die „Aktivierungsenergie", die überwunden werden muss, um ins Handeln zu kommen. Die Entscheidungsforschung zeigt: Indem Sie eine kleine Entscheidung im Voraus treffen, erhöhen Sie die Wahrscheinlichkeit enorm, dass Sie später wirklich ins Tun kommen.

Beispiele dafür finden sich in allen Bereichen auf dem Weg zu Ihrer gesunden Healthspan:

- Bewegung: Stellen Sie die Laufschuhe an die Haustür oder rollen Sie die Yogamatte schon im Wohnzimmer aus. Der erste Schritt ist damit fast getan.

- Ernährung: Schneiden Sie Gemüse gleich nach dem Einkauf. Wenn es fertig im Kühlschrank liegt, greifen Sie automatisch öfter zum gesunden Snack.
- Stress & Erholung: Legen Sie das Buch oder die Schlafmaske auf den Nachttisch. Platzieren Sie die Handy-Ladestation bewusst außerhalb des Schlafzimmers oder sperren Sie das Gerät nach 20 Uhr in eine kleine Box.
- Soziale Beziehungen: Notieren Sie am Sonntagabend drei Menschen, die Sie in der kommenden Woche anrufen oder treffen möchten und blocken Sie dafür gleich feste Zeitfenster im Kalender.

Solche Vorbereitungen wirken unscheinbar, entfalten aber eine erstaunliche Hebelwirkung: Sie nehmen Ihnen Entscheidungen genau in den Momenten ab, in denen Ihr „Entscheidungsmuskel", also die Willenskraft, schwach sein könnte, und machen es dadurch leichter, dranzubleiben.

Der Clou dabei: Sie gestalten Ihr Umfeld so, dass es Sie trägt, selbst dann, wenn die innere Motivation wankt. Und dadurch erhöhen Sie die Wahrscheinlichkeit erheblich, dass Sie konsequent an den Stellschrauben drehen, die Ihre gesunde Lebensspanne verlängern.

4. Belohnung in Aussicht stellen

Der Ausblick auf die „Freude danach" ist ein starker Antrieb. Ob ein warmes Bad, ein Stück Schokolade, ein gutes Essen, Sauna, Netflix, die Aussicht auf langen Nachtschlaf oder einfach der Stolz, etwas geschafft zu haben. Die Aussicht auf eine Belohnung kann helfen, den inneren Schweinehund zu überwinden. So wird die Belohnung doppelt wirksam: Sie spornt Sie an und fördert zugleich Ihre langfristige Gesundheitsspanne.

Die sichtbare Serie wird selbst zur Belohnung. Aus dem ersten Schritt wird eine Kette, und aus der Kette schließlich eine Gewohnheit.

Auch die befragten Sportlerinnen und Sportler nannten ganz unterschiedliche Formen der Belohnung, doch eines war gemeinsam: Der Blick auf das „Danach“ erhöhte fast immer die Motivation, sich einer Herausforderung zu stellen.

5. Einfach loslegen und dranbleiben

Nicht grübeln, nicht zögern, sondern starten: Oft ist das Anfangen die größte Hürde. Manche Sportler:innen unserer Umfrage berichteten, dass sie sich bei widrigen Umständen einfach zwingen, die ersten fünf oder zehn Minuten zu beginnen – mit der Option, jederzeit wieder aufzuhören. Doch wie bei einer chemischen Reaktion genügt dieser kleine „Zündfunke“, damit der größere Prozess in Gang kommt. Ist der Anfang erst einmal gemacht, läuft es fast von selbst weiter.

Ich empfehle dieses Prinzip auch meinen Doktorandinnen und Doktoranden für das Schreiben Ihrer Dissertationen: Startet den Computer mindestens einmal am Tag und schreibt wenigstens einen Satz. Wer so beginnt, hat die entscheidende Schwelle schon überschritten.

Doch der Anfang allein reicht nicht. Damit aus einzelnen Schritten eine stabile Routine wird, braucht es ein zweites Element: Kontinuität. Genau an diesem Punkt setzt eine Methode an, die der US-amerikanische Stand-up-Comedian Jerry Seinfeld berühmt gemacht hat. Er verpflichtete sich selbst dazu, jeden Tag einen Witz zu Papier zu bringen, und sei er noch so klein. Um sich zu motivieren, hängte er einen großen Kalender an die Wand und markierte jeden „erfolgreichen" Tag mit einem roten Kreuz. So entstand eine Kette von Tagen, an denen er geschrieben hatte. Die Regel lautete: *Don't break the chain!* Für Seinfeld wurde das Prinzip, die Erfolgskette *(streak)* nicht abreißen zu lassen, zu einem zentralen Erfolgsfaktor.

Heute findet sich dieses Prinzip in vielen Bereichen wieder: beim Lernen einer Sprache etwa (jeden Tag eine kleine Übung), viele Fitness-Apps arbeiten mit Tageszielen und Wochenserien, Autoren wie Stephen King oder Haruki Murakami schreiben täglich ein Mindestpensum (unabhängig von der Qualität), Meditations-Apps arbeiten mit Erfolgsketten.

Das Prinzip dahinter ist immer dasselbe: Die sichtbare Serie wird selbst zur Belohnung. Aus dem ersten Schritt wird eine Kette, und aus der Kette schließlich eine Gewohnheit – oder ein Baustein für Ihre Gesundheitsspanne.

6. Den Rahmen angenehm gestalten

Wenn das Umfeld stimmt, wird Dranbleiben leichter. Musik, bequeme Kleidung, ein inspirierender Arbeitsplatz oder ein gemütliches Café – all das macht eine Tätigkeit attraktiver. Viele der von uns befragten Läuferinnen und Läufer erzählten, dass sie auch bei schlechtem Wetter trainieren, aber nur mit der richtigen Ausrüstung: wetterfeste Kleidung, warme Handschuhe und eine motivierende Playlist.

Die Kombination aus Zweckmäßigkeit und Wohlgefühl verwandelt eine Hürde in ein Ritual, auf das man sich freuen kann. Ein besonders eindrucksvolles Beispiel lieferte Michael Phelps, der legendäre US-Schwimmer. In seiner Vorbereitungsroutine zu den Olympischen Spielen 2012 spielte er immer wieder denselben Song: „I'm Me" von Lil Wayne. Er brachte ihn in die richtige mentale Haltung, schärfte seine Fokussierung und half ihm, in den Wettkampfmodus zu schalten.

ALL DIESE KLEINEN Werkzeuge – vom „Vertrag mit sich selbst" über den ersten Schritt bis hin zur passenden „Umgebung"– helfen uns zunächst, äußere Anreize zu schaffen. Sie geben Struktur, senken Hürden und machen es leichter, auch dann dranzubleiben, wenn die Motivation schwankt. Doch langfristig braucht es mehr: Nur wenn aus solchen äußeren Hilfen Gewohnheiten entstehen, die sich mit unseren eigenen Werten und Zielen verbinden, werden sie zu einem stabilen Teil unseres Lebensstils.

Genau hier setzt Gewohnheitsbildung an: Wiederholung verwandelt kleine Anstöße in automatisierte Handlungen, und was anfangs noch Willenskraft oder Belohnung braucht, läuft irgendwann fast „von selbst". Aus äußerer (extrinsischer) Motivation („Ich gehe laufen, weil mein Trainingspartner wartet") wird nach und nach Ihre innere (intrinsische) Motivation („Ich gehe laufen, weil es sich für mich richtig und stimmig anfühlt").

Die sogenannte *Self-Determination Theory* beschreibt, welche Bedingungen diesen Wandel begünstigen. Demnach sollten daür drei psychologische Grundbedürfnisse erfüllt sein:

- Autonomie: das Gefühl, dass Sie selbst entscheiden, was Sie tun wollen – Ihre Ziel-Planung.
- Kompetenz: das Erleben von Fortschritt und Wirksamkeit – Ihre Erfolgskette.
- Soziale Eingebundenheit: die Verstärkung, die entsteht, wenn Sie sich mit anderen verbunden fühlen.

Wenn äußere Hilfen wie Verträge, Belohnungen oder vorbereitete Umgebungen dazu beitragen, genau diese Bedürfnisse zu stärken, entsteht etwas Nachhaltiges: Routinen, die sich innerlich „richtig“ anfühlen. Dann verwandeln sich kleine Tricks in echte Gewohnheiten und aus äußerer Motivation wird innere Überzeugung. Genau das ist der Punkt, an dem Sie nicht nur dranbleiben, sondern Schritt für Schritt einen Lebensstil formen, der Ihre Gesundheitsspanne verlängert.

SIE MÖGEN SICH jetzt fragen, wie lange es dauert, bis eine Gewohnheit wirklich sitzt. Auch diese Frage hat die Wissenschaft intensiv untersucht und die Antwort ist alles andere als schwarz-weiß: Eine groß angelegte Studie aus dem Jahr 2023 mit Millionen von Beobachtungen zeigte beispielsweise: Während Krankenhauspersonal im Durchschnitt schon nach rund zwei bis drei Wochen eine stabile Routine für Händewaschen entwickelte, brauchten neue Fitnessstudio-Besucher:innen oder Menschen, die ihre Ernährung umstellen wollten, oft zwei bis drei Monate, manchmal sogar mehr. Mit anderen Worten: Die eine Dauer, um eine Routine zu etablieren, gibt es nicht, es hängt jeweils von der Art der Routine ab.

Erwiesen ist, dass Brüche in der Erfolgskette die Zeit bis zur Gewohnheitsbildung verlängern. Es ist ein wenig wie bei einem Medikament: Nur wenn es regelmäßig eingenommen wird, baut sich ein stabiler Wirkspiegel auf. Jede Unterbrechung zerreißt den roten Faden und es dauert, bis er wieder geknüpft ist.

Sehen Sie Gewohnheitsbildung daher nicht als starren Countdown, sondern als Reise, auf der sich äußere Hilfen, kleine Tricks und Ihre eigenen Werte nach und nach verbinden. Mit jeder gelungenen Wiederholung, mit jeder kleinen „Kette", die nicht reißt, wächst das Fundament. Und irgendwann braucht es keine Belohnung oder Tricks mehr, das Verhalten fühlt sich ganz selbstverständlich an.

Genau dann ist der Punkt erreicht, an dem aus äußerer Motivation eine innere Haltung oder, wie es James Clear in seinem 2020 auf Deutsch erschienenen Bestseller „Die 1%-Methode" beschreibt, eine neue Identität geworden ist. Und diese Haltung – getragen von Autonomie, Kompetenz und sozialer Eingebundenheit – ist der stärkste Garant dafür, dass Sie wirklich an den Stellschrauben Ihres Lebensstils drehen können. Schritt für Schritt, Tag für Tag – für eine längere gesunde Lebensspanne.

SHORTCUT

Ohne Ziel kein Plan, ohne Plan kein Dranbleiben

Ziele brauchen Klarheit, sonst bleiben sie unkonkrete und lose Vorsätze.

Methoden wie OKR oder SMART helfen, große Vorhaben auf kleine, überprüfbare Schritte herunterzubrechen.

Pläne brauchen Flexibilität

Das Leben „funkt dazwischen". Krankheit, Beruf oder Familie stellen starre Pläne schnell infrage. Was hilft: Ziel im Blick behalten, den Weg dorthin aber situativ anpassen.

Praktische Strategien zum Dranbleiben

Ultraläufer:innen zeigen: Es geht nicht um Heldentaten, sondern um kleine Werkzeuge wie Verbindlichkeit, mentale Bilder, Vorbereitungs-Tricks oder kleine Belohnungen.

Solche Hilfen sind übertragbar auf Alltag und Beruf und stärken langfristig Ihre Gesundheitsspanne.

Von äußeren Tricks zu innerer Motivation

Äußere Hilfen wie Verträge, Erfolgsketten oder Routinen senken die Hürde, ins Handeln zu kommen.

Mit der Zeit werden daraus Gewohnheiten, die sich mit der eigenen Identität verbinden.

Gewohnheitsbildung ist ein Prozess, kein Countdown

Einfache Routinen (z. B. Händewaschen) entstehen in Wochen, komplexere (z. B. Training, Ernährung) in Monaten.

Brüche in der „Erfolgskette“ verzögern die Verankerung.

Vom Verständnis zum Tun. Ihr 6-Wochen-No-Bullshit-Plan

IM PODCAST „Gelassen älter werden" widmet sich Bertram Kasper den vielen Facetten des Alterns mal aus psychologischer, mal aus medizinischer oder gesellschaftlicher Perspektive. In der 33. Episode sprach er mit Prof. Susanne Wurm von der Universität Greifswald. Sie erforscht sogenannte „Altersbilder", also unsere inneren Vorstellungen davon, wie das eigene Älterwerden aussieht. Was sich zeigte: Wer eine positive Haltung zum Alter entwickelt, profitiert hinsichtlich Gesundheit, Lebensqualität und sogar Jahren. Noch erstaunlicher aber ist, dass wir auch dann nachweislich profitieren, wenn wir erst im hohen Alter zu dieser optimistischen Haltung finden.

Die Forschung von Prof. Susanne Wurm verdeutlicht, dass Bilder vom Älterwerden weit mehr sind als eine psychologische Randerscheinung: Sie haben spür- und messbare Auswirkungen auf Gesundheit, Lebensqualität und Lebenserwartung.

Sie haben sich nun bis hier durch mein Buch führen lassen und können verstehen, warum auch Altersbilder und ihr Einfluss auf unsere Gesundheit so entscheidend sind. Jetzt geht es darum, all dieses Wissen Schritt für Schritt in die Praxis umzusetzen. Genau dafür habe ich für Sie den „6-Wochen-No-Bullshit-Plan" entwickelt. Er begleitet Sie Woche für Woche in klaren Schritten, wissenschaftlich fundiert und alltagstauglich. Lassen Sie uns also in die Praxis starten!

WOCHE 1: Von der Standortbestimmung zur ersten Handlung

Die erste Woche dient dazu, Ihren persönlichen Neubeginn vorzubereiten. Wir Menschen sind besonders motiviert, wenn wir an klaren Startpunkten beginnen, am Morgen, am Montag, am Monatsanfang oder am Neujahrstag. Dieses Phänomen wird auch *Fresh Start Effect* genannt. Vielleicht wählen Sie für sich genau so einen Moment.

Bevor Sie konkrete Ziele formulieren, lade ich Sie zu einer kurzen Selbstreflexion ein. Nehmen Sie sich zehn Minuten Zeit und beantworten Sie die folgenden Fragen schriftlich. Notieren Sie zu jeder mindestens drei spontane Antworten – ohne zu bewerten. So erkennen Sie, was Ihnen wirklich wichtig ist, bevor Ihr innerer Kritiker eingreift.

- Kennen Sie jemanden, der Ihrer Meinung nach gut mit dem Thema Älterwerden umgeht? Sie können sich auch eine fiktive Person vorstellen, Ihre „Heldin" oder Ihren „Helden des Alterns".

- Was genau schätzen Sie am Umgang dieser Person mit dem Alter? Welches Bild vom Alter hat dieser Mensch vermutlich für sich entwickelt? (Sie können hier gerne spekulieren.)
- Wie sieht, wenn Sie an Ihr eigenes Älterwerden denken, Ihr persönliches „Wunsch-Altersbild" aus? (Seien Sie mutig und erlauben Sie sich, auch ungewöhnliche oder unrealistisch positive Vorstellungen aufzuschreiben. Es ist wichtig, dass Sie bewusst übertreiben!)
- Welche Hindernisse könnten Ihnen im Weg stehen? Sind es äußere Faktoren oder innere Stimmen?

Damit haben Sie sich bereits eine kleine WOOP-Sequenz erarbeitet. Sie haben Vorbilder benannt, Ihr persönliches Wunschbild skizziert und mögliche Hindernisse identifiziert. Überlegen Sie nun noch, was Sie tun würden, wenn genau dieses Hindernis auftaucht. Formulieren Sie dazu Wenn-dann-Sätze. Auf diese Weise verwandeln Sie mögliche Stolpersteine in konkrete Handlungsoptionen.

Bevor Sie nun ins erste Tun kommen, braucht es Klarheit über die notwendigen Handlungsfelder:

> <u>Schritt 1:</u> Standort bestimmen. Nutzen Sie dazu z. B. die „Checkliste Biologisches Alter" über das Online-Tool auf meiner Webseite (https://www.scalable-longevity.de/survey, QR-Code siehe S. 245).

> <u>Schritt 2:</u> Ihre Handlungsfelder identifizieren. Leiten Sie aus Ihrer Standortbestimmung Bereiche ab, in die Sie gezielt „investieren" möchten: Bewegung, Ernährung, Erholung, Vorsorge, soziale Beziehungen oder Sinn.

> <u>Schritt 3:</u> Plan entwickeln und aufschreiben. Formulieren Sie ein langfristiges Ziel und brechen Sie es auf Monats- und Wochenziele herunter. Entscheidend ist der

Einstieg: Wählen Sie einen „Mini-Mini-Schritt" (MVP/ *Minimum Viable Practice*) – eine winzige, sofort umsetzbare Handlung. Statt „dreimal pro Woche Sport": heute fünf Minuten spazieren. Statt „gesünder essen": heute drei Karotten. Diese kleinen Schritte wirken, weil sie machbar sind. Sie bringen Sie ins Tun und machen Veränderung greifbar.

> Schritt 4: Dranbleiben. Teilen Sie Ihr Ziel mit jemandem, dem Sie vertrauen. Oder markieren Sie jeden Tag, an dem Sie aktiv waren, als „Erfolgstag" in Ihrem Kalender. Kleine tägliche Fortschritte bauen Routinen auf. Und wenn Sie einmal aussetzen, beginnen Sie einfach neu.

Bevor Sie jetzt in Woche 2 starten, möchte ich Ihnen noch einen wichtigen Schritt ans Herz legen: Planen Sie rechtzeitig Ihre persönlichen Vorsorgeuntersuchungen (siehe S. 240). Solche Checks helfen nicht nur dabei, Risiken frühzeitig zu erkennen und gezielt gegenzusteuern, sondern erhöhen auch die Genauigkeit bei der Einschätzung Ihres biologischen Alters. Der erste Ansprechpartner dafür ist Ihr Hausarzt oder Ihre Hausärztin. Dort lässt sich am besten klären, welche Untersuchungen für Sie sinnvoll sind. Ergänzend finden Sie in der Übersicht ab S. 240 auch Hinweise, welche Fachärzte und Fachärztinnen Ansprechpersonen für auffällige Ergebnisse spezieller Untersuchungen sind.

WOCHE 2: Fokus Bewegung

Sie wissen inzwischen, wie wichtig Bewegung für Ihre Gesundheit ist. Vielleicht erfüllen Sie bereits die Basis-Empfehlung von 150 Minuten moderater Bewegung pro Woche (oder 75 Minuten intensiver Aktivität) und kombinieren Ausdauertraining mit gezieltem Krafttraining. Genau deshalb lade ich Sie in dieser Woche zu einem neuen Experiment ein: Gehen Sie einen Schritt weiter – mit Ihrem persönlichen Misogi. Den Begriff Misogi (japanisch für ‚Reinigung') haben Sie ab S. 121 bereits kennengelernt. Er bezeichnet eine außergewöhnliche Herausforderung, eine bewusste Grenzerfahrung, die uns Klarheit schenkt und Wachstum anstößt.

Natürlich gilt: Ihr Misogi sollte immer zu Ihrem Alter, Ihrem Fitnessstand und Ihrer Gesundheit passen. Für die eine Person kann es ein Marathon sein, für die andere ein Halbmarathon, Meilen- oder Kilometer-Dauerlauf oder auch eine ganz andere Herausforderung. Entscheidend ist, dass Sie am Ende zurückblicken und mit Stolz sagen können: „Ich habe mich getraut und dieser Aufgabe gestellt."

> Schritt 1: Selbstreflexionsübung: Was ist Ihr persönliches Misogi?
> Schritt 2: Stellen Sie sich vor Ihrem geistigen Auge vor, wie Sie das Misogi gerade beenden. Können Sie spüren, wie gut sich dieses (möglicherweise erfolgreiche) Beenden anfühlt?
> Schritt 3: Überlegen Sie kurz: Welches Hindernis steht Ihrem persönlichen Misogi vielleicht (noch) im Weg?
> Schritt 4: Wie können Sie konstruktiv mit dem Hindernis, das Ihrem Misogi im Weg steht, umgehen und es überwinden?
> Schritt 5: Welche Tools aus dem Zukunftsszenarien-Baukasten (siehe S. 232) wollen Sie nutzen? Sie könnten sich z. B. einen Partner oder eine Partnerin suchen, der/die

das Misogi auch für sich annehmen möchte, und es mit ihm/ihr absolvieren.

> Schritt 6: Definieren Sie bitte noch das MVP, also die kleinstmögliche Handlung, mit der Sie heute noch im Sinne Ihres Misogi beginnen können.

WOCHE 3: Fokus Ernährung

Sie haben bereits erfahren, dass Ernährung weit mehr ist, als Kalorien zu zählen. Sie liefert Informationen an Ihren Körper und beeinflusst direkt Ihre Gesundheitsspanne. Doch manchmal ist es hilfreich, dass Sie einen Reset-Knopf drücken, um aus alten Mustern auszubrechen. Genau das können Sie diese Woche mit einem Fasten-Experiment erleben.

Probieren Sie in Woche 3 ein Fasten-Reset, das zu Ihnen passt, etwa ein verlängertes nächtliches Intervallfasten (z. B. Abendessen um 18 Uhr, Frühstück erst um 10 Uhr) oder *Dinner Cancelling* an ein bis zwei Tagen pro Woche oder einen ganzen Fastentag. Wichtig: Fasten ist keine Diät, sondern eine Pause zur Neujustierung. Sie schärfen Ihr Bewusstsein für Hunger und Sättigung und gewinnen Klarheit darüber, wie stark Ernährung Ihr Wohlbefinden beeinflusst. Und bitte beachten Sie, dass Fasten sich nicht für jede/n eignet. Besonders wenn Sie Vorerkrankungen haben oder Medikamente einnehmen, sollten Sie vorab mit Ihrem Hausarzt oder Ihrer Hausärztin sprechen. Beginnen Sie außerdem immer sanft. Schon kleine Fastenintervalle können große Wirkung zeigen.

> Schritt 1: Entscheiden Sie, welche Form des Fastens Sie in dieser Woche ausprobieren möchten: Intervallfasten (z. B. 14–16 Stunden zwischen letztem Abendessen und Frühstück), Dinner Cancelling (1–2 Abende ohne späte Mahlzeit) oder ein ganzer Fastentag (nur bei Vorerfahrung und nach Rücksprache mit dem Arzt)?
> Schritt 2: Visualisieren Sie, wie Sie Ihr gewähltes Fasten erfolgreich durchziehen. Wie fühlt sich z. B. der nächste Morgen nach einer längeren Essenspause an? Wie erleben Sie die gewonnene Klarheit und Energie?
> Schritt 3: Welche Hindernisse oder Schwierigkeiten könnten auftreten (z. B. Gewohnheit, soziale Verpflichtungen, Hunger in der Nacht)?
> Schritt 4: Wie können Sie konstruktiv mit diesen Hindernissen umgehen? (Tee trinken, früher zu Abend essen, Partner:in einweihen, bewusst andere Routinen finden, ein berufliches Abendessen zu einem Businesslunch oder Arbeitsfrühstück umplanen …).
> Schritt 5: Welche Hilfsmittel oder Strategien möchten Sie nutzen, um dranzubleiben? (Erfolgsketten-Kalender, Commitment-Vertrag mit einem Freund …).
> Schritt 6: Was ist der kleinste mögliche Schritt (MVP), mit dem Sie heute beginnen werden? („Heute esse ich mein Frühstück eine Stunde später als gewohnt“ oder „Heute lasse ich den späten Snack weg“).

Nach drei Wochen haben Sie bereits erlebt, wie Bewegungs- und Ernährungsveränderungen erste spürbare Effekte zeigen können. Gleichzeitig merken Sie vielleicht: Alles hängt zusammen. Ernährung beeinflusst den Schlaf, Bewegung wirkt auf die Stimmung und ohne bewusste Erholung wird selbst der beste Plan schnell zu viel. Genau hier setzen Sie in

Woche 4 an: bei der Balance von Stress und Erholung. Denn nur wenn Sie Pausen und Regeneration als aktiven Teil Ihres Alltags begreifen, können die bisherigen Schritte ihre volle Wirkung entfalten.

WOCHE 4:
Fokus Stress und Erholung in Balance

Im Beruf, in der Familie, beim Sport: Belastung gehört zum Leben. Entscheidend ist, ob Sie Ihrem Körper und Geist die Chance geben, zwischendurch wieder aufzutanken. Erholung ist kein Luxus, sondern die Basis und Voraussetzung dafür, dass Sie leistungsfähig, gesund und gelassen bleiben. Studien zeigen: Schon kurze Pausen oder bewusste Schlafhygiene-Strategien können Stressmarker senken und die Widerstandskraft stärken.

> Schritt 1: Wie schätzen Sie zur Zeit Ihre Balance zwischen den Anforderungen Ihres Lebens und Ihren Erholungsressourcen ein? Können Sie sich gut erholen und fühlen Sie sich zumeist gut balanciert? Oder bräuchten Sie ab und zu mehr Pausen? Vielleicht sind Sie auch häufig nicht in Balance und suchen nach Hilfsmitteln und Erholungs-Ressourcen.
  Sollte Ihre Balance dauerhaft nicht im Lot, Ihre Lebensenergie stark beeinträchtigt sein oder Ihnen das alles „aufs Gemüt“ schlagen, dann ist es auch hier angeraten, Ihren Hausarzt oder Ihre Hausärztin anzusprechen und professionelle Hilfe in Anspruch zu nehmen.

> Schritt 2: Formulieren Sie Ihren persönlichen Wunsch im Bereich Stress und Erholung. Etwa: „Ich möchte mich

abends/morgens/während des Tages ... entspannter fühlen." Oder: „Ich möchte mehr regelmäßige Pausen in meinen Alltag integrieren." Oder: „Ich möchte nachts besser schlafen".

- Schritt 3: Wie könnte mehr Balance zwischen Stress und Erholung ganz konkret aussehen? Stellen Sie sich bildlich vor und notieren Sie, wie es wäre, wenn Sie sich erholt fühlen. Was würde sich an Ihrer Stimmung, Konzentration oder Energie verändern? Wie würde sich das auf Ihre Beziehungen oder Ihre Leistungsfähigkeit auswirken?
- Schritt 4: Welche Hindernisse zu mehr Erholung und besserer Balance können Sie für sich identifizieren? Etwa: „Ich hänge zu viel/abends automatisch am Handy", „mein Leben/Terminkalender/Anforderungskatalog ist zu voll", „ich nehme mir keine Zeit für Pausen, weil ich das Gefühl habe, immer funktionieren zu müssen".
- Schritt 5: Welche kleinste Handlung (MVP), die Sie auf den richtigen Weg zu mehr Erholung und besserer Balance bringt, können Sie für sich identifizieren und heute bereits umsetzen? Etwa: „Jetzt mache ich eine kurze Achtsamkeitsübung und beobachte fünf Minuten lang meinen Atem", „ich beginne heute Abend mit der Routine des Journalings, ich schreibe am Tagesende drei Dinge auf, die heute gut waren", „ich mache nach der Mittagspause einen Spaziergang in einem nahegelegenen Park".

Vielleicht haben Sie im Verlauf dieser Woche gespürt, dass bereits kleine Pausen, Rituale oder einfache Achtsamkeitsübungen erstaunlich viel bewirken können. Stress wird nie ganz verschwinden, aber Sie haben gelernt, wie Sie Ihre

Reaktion darauf steuern und aktiv für Erholung sorgen können. Damit legen Sie das Fundament, auf dem alle anderen Handlungsfelder stabiler und nachhaltiger wirken. In Woche 5 widmen wir uns nun der Kraft echter Beziehungen und der Frage nach dem Sinn.

WOCHE 5:
Die Macht echter Sozialkontakte

In Woche 5 widmen wir uns den Beziehungen, denn Zugehörigkeit, gelebte Rollen und Anerkennung sind tragende Säulen für Gesundheit und ein gelingendes Altern. Sowohl starke Bindungen (Familie, enge Freund:innen) als auch schwache Bindungen (Bekannte, Vereinskontakte, Nachbarschaft) erfüllen unterschiedliche Funktionen und schützen vor Einsamkeit. Neue Rollen (z. B. Ehrenamt/Mentoring) stiften, wie wir bereits ab S. 172 vertieft haben, zusätzlich Sinn und „guten" Eustress.

> Schritt 1: Machen Sie Kontakt-Inventur und listen Sie jeweils eine bis drei Personen oder Gelegenheiten auf, mit oder bei denen Sie heute in Kontakt kommen möchten. Nennen Sie jeweils mindestens drei nahe Menschen für starke und drei Menschen/Gelegenheiten für schwache Bindungen (Verein, Chor, Nachbarschaft, frühere Kolleg:innen). Überlegen Sie, welche Ihrer Rollen Ihnen aktuell spürbar Bedeutung/Anerkennung gibt und welche Aufgaben und Tätigkeiten Sie nähren (Hilfe, Lernen, Natur, Kreativität etc.).

> Schritt 2: Formulieren Sie Ihren „Kontaktwunsch" für diese Woche: konkret, umsetzbar, bedeutsam. Etwa: „Ich

möchte jede Woche eine echte Begegnung initiieren", „Ich möchte eine neue Rolle testen".

> Schritt 3: Stellen Sie sich vor, der Wunsch ist erfüllt. Wie fühlt sich das an?
> Schritt 4: Warum könnte der zuvor genannte Kontakt nicht zustande kommen? (Keine Zeit, zu viele Termine, Hemmung anzurufen, keine passenden Leute, Müdigkeit am Abend ...)
> Schritt 5: Nutzen Sie Hilfsmittel aus dem Zukunftsszenarien-Baukasten (siehe S. 232):
Erfolgskette „eine Begegnung/Tag" (Häkchen im Kalender/in der App), Commitment-Partner:in (kurzer Wochen-Check: „Hatte ich drei echte Kontakte?"), „Kontaktkärtchen" (drei Namen pro Woche vornotieren; abhaken). Sie können auch ein Sozial-Misogi mit sich vereinbaren, also eine soziale Herausforderung, die Ihnen nicht so ganz einfach erscheint und ein gewisses Risiko zu scheitern birgt. Beispielsweise eine Aktion mit echter Unsicherheit, aber tragbarem Risiko (etwa ein freier Mini-Vortrag in einem Rede-Club oder Sie beginnen ein neues Hobby, für das Sie einem Verein beitreten müssen).
> Schritt 6: Wählen Sie die kleinstmögliche Handlung (MVP), die heute für Sie noch realistisch umsetzbar ist. Etwa eine kurze Nachricht schicken, um ein Treffen vereinbaren, jemandem jetzt gleich danke sagen, jemandem Ihre Wertschätzung ausdrücken oder einen Kontakt-Spaziergang: zehn Minuten raus und drei Minuten Sprachnachricht an einen Menschen, der Ihnen wichtig ist.

Vielleicht haben Sie in dieser Woche gespürt, wie stärkend echte Kontakte und Resonanz sein können, sei es durch kleine Gesten, ein Gespräch oder eine neue Rolle. Beziehungen nähren uns, stiften Sinn und helfen uns, Rückschläge besser zu verkraften.

Damit haben Sie nun alle zentralen Handlungsfelder kennengelernt und erprobt. Jetzt gilt es, die einzelnen Schritte so miteinander zu verweben, dass daraus Gewohnheiten entstehen. Dazu können Sie mehrere Tools aus dem Zukunftsszenarien-Baukasten (siehe S. 232) ausprobieren und Werkzeuge, die besonders gut zu Ihnen passen, auf ganz verschiedene Themen anwenden.

WOCHE 6: Vom Ziel zur Gewohnheit

Sie haben in den letzten Wochen Bewegung, Ernährung, Erholung und soziale Kontakte in den Blick genommen. Nun geht es darum, diese Erfahrungen zu bündeln und in dauerhafte Gewohnheiten zu verwandeln. Denn nicht der große Vorsatz entscheidet über Ihre Zukunft, sondern die kleinen Handlungen, die Sie Tag für Tag verlässlich wiederholen.

> Schritt 1: Fragen Sie sich, welche kleine Veränderung der letzten fünf Wochen Ihnen am meisten gebracht hat und wie Sie daraus eine feste Gewohnheit machen können.

> Schritt 2: Wählen Sie ein Werkzeug aus dem Zukunftsszenarien-Baukasten (siehe S. 232), das Ihnen dabei hilft, diese neue, Healthspan-förderliche Gewohnheit zu verankern. Seien Sie sich bewusst: Die 6-Wochen-Übung war ein Anfang, aber Gewohnheiten brauchen oft drei Monate oder länger, um wirklich stabil verankert zu werden.

> Schritt 3: Definieren Sie die Minimalform einer Gewohnheit, die nach dem Pareto-Prinzip (20 Prozent Einsatz, 80 Prozent Wirkung) den größten Effekt auf Ihr Leben haben könnte.
> Schritt 4: Fragen Sie sich: „Welcher nächste kleine Schritt bringt mich dieser Gewohnheit näher – heute, diese Woche und mit wachsender Intensität in den kommenden Wochen und Monaten?" Nutzen Sie dabei die Hilfsmittel aus dem Zukunftsszenarien-Baukasten (siehe S. 232). So geben Sie Ihrem Startpunkt die nötige Struktur und erhöhen die Chance, dass aus einem Versuch eine feste Routine wird.

Der 6-Wochen-No-Bullshit-Plan ist Ihr Sprungbrett ins Handeln

Sie starten mit kleinen, machbaren Schritten, die sofort Wirkung zeigen.

Sie setzen gezielt Werkzeuge aus Ihrem Zukunftsszenarien-Baukasten ein, um Umsetzung und Ihre Gewohnheitsbildung abzusichern.

Epilog: das Portfolio Ihres Lebens

LONGEVITY, Anti-Aging, Biohacking – vieles klingt verheißungsvoll, doch hinter der glänzenden Fassade verbirgt sich oft ein Dschungel aus Versprechen, Mythen und Marketingfloskeln. Meine Absicht war es, Ordnung zu schaffen, eine Anti-Bullshit-Formel zu entwickeln, die sich an der Wissenschaft orientiert, im Alltag praktikabel bleibt und dem Prinzip der Balance folgt.

Auf Ihrem Weg durch die Kapitel haben Sie gesehen, dass es nicht die eine große Lösung zu einem langen, gesunden und erfüllten Leben gibt. Vielmehr sind es viele kleine Bausteine, die sich zu einem stimmigen Puzzle fügen. Wie wirkungsvoll selbst kleine, wiederholte Schritte sein können, möchte ich mit einer persönlichen Geschichte verdeutlichen und damit den Kreis schließen. Ich habe Ihnen ja von meinem Abenteuer des *Transalpine Run* erzählt. Was 2024 in der Vorbereitung auf den TAR (im Gegensatz zu 2023) funktioniert hat, war eine unscheinbare, aber konsequente Deh-

Es braucht keine großen Umwälzungen, um Ihr Leben nachhaltig zu beeinflussen. Kleine, konsequente Schritte entfalten auf lange Sicht enorme Wirkung.

nungsroutine über neun Monate vor dem Rennen. Im Jahr davor hatte mich eine hartnäckige Wadenverhärtung sechs Wochen lang vom Training abgehalten. Also beschloss ich: Jeden Morgen dehne ich meine Waden, während der Kaffee auf dem Herd kocht. Kaffee erst nach dem Stretching – das war der Vertrag mit mir selbst. Diese kleine, Tag für Tag durchgeführte Routine hat den Unterschied gemacht. Minimaler Aufwand, maximale Wirkung.

Genau darin liegt die eigentliche Botschaft: Es braucht keine großen Umwälzungen, um Ihr Leben nachhaltig zu beeinflussen. Kleine, konsequente Schritte entfalten auf lange Sicht enorme Wirkung. Und das gilt nicht nur für Bewegung, sondern ebenso für Ernährung, Erholung, Sinn und soziale Kontakte. Zusammengenommen bilden sie Ihr persönliches Healthspan-Portfolio.

Wie bei einem Finanzportfolio zählt nicht die Perfektion, sondern die Balance. Ziel ist nicht, in jedem Bereich das Maximum herauszuholen, sondern einen vernünftigen Ausgleich zu finden, jenen Sweet Spot, an dem Ihre begrenzten Ressourcen den größtmöglichen Ertrag an gesunden Jahren und Lebensqualität schaffen.

Es ist ja so: Viele Menschen geben lieber sofort Geld für einen kleinen Luxus aus, als es zur Seite zu legen. Der Genuss ist unmittelbar, während die Sicherheit und Freiheit, die Ersparnisse und Zinseszinseffekte in einigen Jahren bringen, abstrakt und fern wirken. Dieses tief verankerte psychologische Muster, sich vom Reiz des Sofortigen blenden zu lassen, nennt die Forschung „hyperbolische Diskontierung". Genau dieses Denkmuster macht es schwer, Routinen zu etablieren, und erklärt, warum gesunde Entscheidungen so oft aufgeschoben werden.

Auch die Leopoldina, die Nationale Akademie der Wissenschaften, weist in ihrem Diskussionspapier „Konzepte für eine neue Medizin in einer alternden Gesellschaft" (2025) darauf hin: Prävention und Geromedizin entfalten nur dann Wirkung, wenn wissenschaftlich fundierte Erkenntnisse rechtzeitig und nachhaltig in den Alltag einfließen, noch bevor chronische Erkrankungen und Mehrfachdiagnosen die Lebensqualität dauerhaft einschränken. Entscheidend ist also, unsere Kurzsichtigkeit für das Hier und Heute zu überwinden, indem wir kleine, sofort spürbare Belohnungen mit langfristig sinnvollen Entscheidungen verknüpfen.

Mein Ziel war es deshalb nicht, nur Fakten weiterzugeben, sondern auch konkrete Hilfsmittel. Mit der „Toolbox" ab S. 230 haben Sie Werkzeuge in der Hand, die Ihnen helfen, solche psychologischen Fallen zu erkennen und mit einfachen Routinen zu überwinden. So können Sie Schritt für Schritt bessere Entscheidungen für Ihr zukünftiges Selbst treffen.

Alles lässt sich auf einen einfachen Gedanken verdichten: Wählen Sie bewusst und bleiben Sie dran. Denn darin steckt die wahre Anti-Bullshit-Formel. Entscheiend ist nicht die perfekte Methode, sondern die alltägliche Entscheidung. Nicht die absolute Kontrolle, sondern die Fähigkeit, ständig nachzujustieren.

DIESES BUCH ENDET HIER, Ihr eigenes Portfolio aber wächst weiter. Füllen Sie es mit Routinen, die wirken, und mit Momenten, die zählen. Sorgen Sie dafür, dass Ihr Herbst lang, gesund und erfüllt wird. Und vergessen Sie nicht: Heute beginnt der nächste Abschnitt Ihres Lebens. Wie erwähnt hat Viktor Frankl die Idee formuliert, man solle so altern, als hätte man dieses Leben schon einmal gelebt – und beim ersten Mal vieles falsch gemacht. Genau diese Haltung macht frei.

Ihr Hubert Trübel

TOOLBOX

Hier finden Sie kurz zusammengefasst alles, was Sie für die Einzahlung auf Ihr Gesundheits-konto brauchen. NO BULLSHIT!

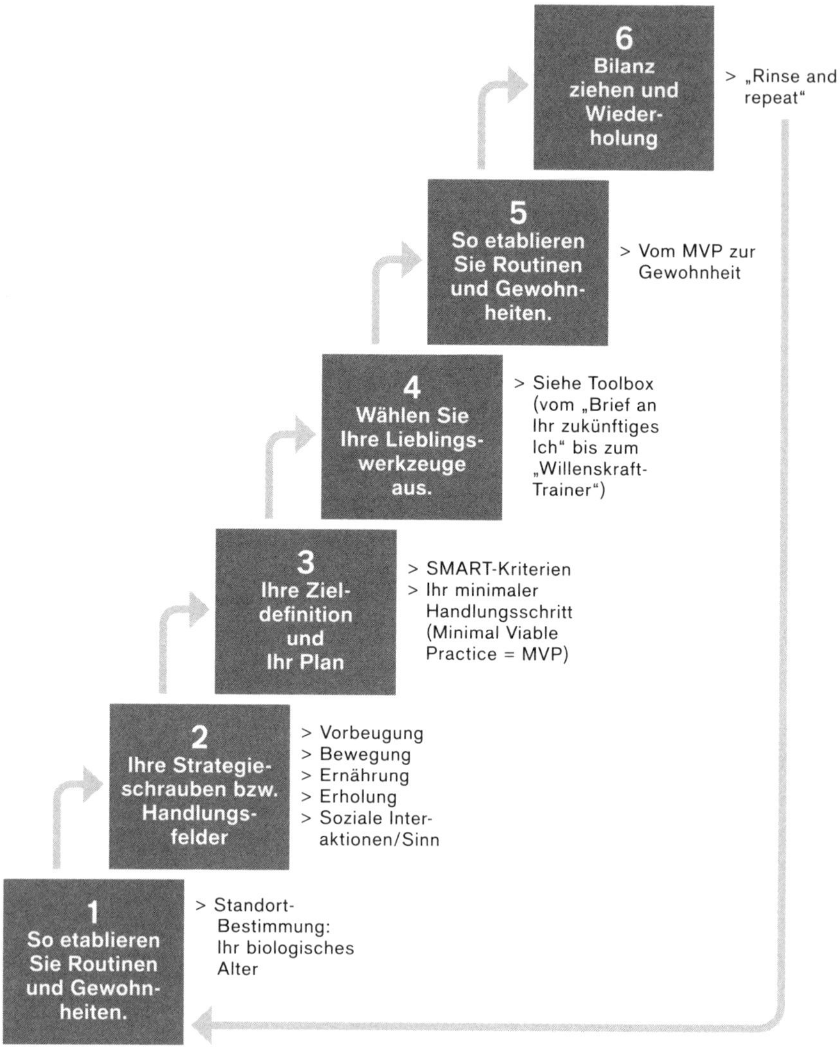

Von der Standortbestimmung zur neuen Gewohnheit

In sechs Schritten zur neuen Gewohnheit

Die Grafik zeigt den Weg von der ersten Standortbestimmung bis zur nachhaltig etablierten Gesundheitsroutine.
Jede Stufe steht für einen logischen Schritt:

1. **Start – Standortbestimmung**
   Klären Sie, wo Sie stehen, z. B. Ihr biologisches Alter und Ihre wichtigsten Gesundheits-Risikofaktoren.
2. **Ihre Strategieschrauben bzw. Handlungsfelder**
   Wählen Sie die Bereiche, in die Sie investieren wollen: Vorbeugung, Bewegung, Ernährung, Erholung, soziale Kontakte/Sinn.
3. **Zieldefinition und Plan**
   Legen Sie fest, was Sie erreichen möchten. Arbeiten Sie nach SMART-Kriterien und definieren Sie einen kleinsten wirksamen Handlungsschritt (Minimal Viable Practice, MVP).
4. **Werkzeuge auswählen**
   Nutzen Sie den Zukunftsszenarien-Baukasten azf den folgenden Seiten: z. B. Brief an das zukünftige Ich, Commitment-Verträge, Erinnerungshilfen, Habit-Stacking, Willenskrafttraining.
5. **Routine & Gewohnheiten etablieren**
   Wenden Sie die gewählten Tools an, um aus dem Plan eine stabile Routine zu machen – vom MVP zur Gewohnheit.
6. **Bilanz ziehen & Wiederholung (Rinse and Repeat)**
   Prüfen Sie regelmäßig Ihre Fortschritte, passen Sie Ziele an und starten Sie den Zyklus erneut, um langfristig dranzubleiben.

Der Zukunftsszenarien-Baukasten
Der Zukunftsszenarien-Baukasten stellt Methoden und Werkzeuge vor, die Sie dabei unterstützen können, gesundheitsförderliches Verhalten im Alltag zu verankern. Jedes Werkzeug ist nach demselben Schema beschrieben. ***Tool/Werkzeug:*** *Name des Instruments, ggf. mit deutscher und englischer Bezeichnung.* ***Wie funktioniert es?*** *Kurzbeschreibung des Prinzips und der praktischen Anwendung.* ***Gesundheits-Beispiel:*** *konkrete Illustration, wie das Tool im Kontext von Prävention, Bewegung, Ernährung, Erholung oder sozialen*

Tool / Werkzeug	Wie funktioniert es?
Brief (Postkarte/E-Mail/Video) **an das zukünftige Ich**	Sie beschreiben, was Sie heute für Ihr zukünftiges Ich als wichtig erachten und was Sie deshalb zu tun planen. Wenn diese Nachricht in der Zukunft bei Ihnen ankommt, können Sie zurückblicken, Bilanz ziehen und nächste Schritte planen.
Commitment Contracts (Vertrag mit sich selbst bzw. Selbst-Verpflichtungsvertrag)	Ein *Commitment Contract* ist ein bewusst eingegangener Vertrag mit sich selbst (oder optional mit einer dritten Partei), in dem man sich zu einem konkreten Verhalten oder Ziel verpflichtet. Er schafft Klarheit und Verbindlichkeit, macht Fortschritte überprüfbar und erhöht die Wahrscheinlichkeit, dass man geplante Veränderungen tatsächlich umsetzt.
Erinnerungshilfen	Sie beenden am Abend die Arbeit an einem längeren Text, an dem Sie am Morgen weiterarbeiten müssen. Schreiben Sie auf einen Zettel, wo es am Morgen weitergehen soll, und kleben Sie diesen auf den Bildschirm. Das reduziert die Startwiderstände am Morgen. Der Knoten im Taschentuch oder die Nachricht an der Arbeitstasche – sie alle sind ähnliche Erinnerungskniffe, die helfen können, *mental load* zu reduzieren.

Kontakten eingesetzt werden kann. ***Bezug zur Self-Determination Theory (SDT):*** *Angabe, welche psychologischen Grundbedürfnisse besonders adressiert werden:* ***A*** *= Autonomie (Selbstbestimmung, Wahlmöglichkeiten);* ***K*** *= Kompetenz (Gefühl von Wirksamkeit, Fortschritt, Kontrolle);* ***SE*** *= soziale Eingebundenheit (Unterstützung, Anerkennung, Zugehörigkeit).*
Wenn Sie mehr dazu wissen wollen: Hinweise auf weiterführende Literatur und Studien finden Sie auf meiner Webseite https://www.scalable-longevity.de.

Gesundheits-Beispiel	Bezug zur *Self Determination Theory*	Wenn Sie mehr darüber wissen wollen
Moderate Effekte auf Bewegung und Training, keine Effekte bei Rauch- und Alkohol-Entwöhnung	A, K	https://www.futureme.org/ Sie können aber auch einfach jemanden bitten, den frankierten Brief in X Wochen einzuwerfen.
Sie könnten sich verpflichten, in den nächsten sechs Wochen an mindestens drei Tagen pro Woche 30 Minuten Bewegung zu machen oder pro Woche ein bestimmtes (realistisches) Gewicht zu verlieren.	A, K, (SE)	www.stickk.com ist eine Online-Plattform, auf der Sie Ihre persönliche Verpflichtung formulieren und fixieren können. Sie benennen dazu auch eine Zeugin oder einen Zeugen und setzen einen gewissen Geldbetrag ins Risiko. Halten Sie die Verpflichtung nicht ein oder ertappt Ihr Zeuge Sie beim Schummeln, wird der von Ihnen gewählte Betrag einer gemeinnützigen Organisation gespendet.
Im übertragenen Sinn können Sie Erinnerungshilfen auch für Ihre Healthspan-Aktivitäten einsetzen. Wenn Ziel, Plan und erste Schritte klar sind, können Sie weitere Aufgaben z. B. auf einem Kanban-Board sortieren: Geplant, Heute & Done – das hilft, den Überblick zu behalten.	A, K	Statt physischer Zettel und Post-its oder einem Brett, auf dem Sie diese Zettel sammeln, kann die App www.aloebud.app helfen, Ihre Lifestyle-Interventionen zu tracken.

Tool / Werkzeug	Wie funktioniert es?
Habit-Forming (Gewohnheitsentwicklung)	Eine Gewohnheit entsteht durch einen sich wiederholenden Prozess, der mit einem Auslösereiz beginnt, der ein Verlangen triggert, welches eine Reaktion nach sich zieht und mit einer Belohnung endet. Gilt sowohl für nützliche als auch für schädliche Gewohnheiten.
Habit-Stacking (Gewohnheitsverknüpfung)	Wenn Sie eine Gewohnheit etabliert haben, könnten Sie eine weitere Gewohnheit, die Sie fördern wollen, damit verknüpfen.
Journaling (Tagebuch führen)	Das Aufschreiben von Dingen und Situationen, die man erfolgreich gemeistert hat, kann dazu beitragen, die eigene Resilienz, d.h. die seelische Widerstandskraft, zu stärken.
Pareto-Prinzip	Das Pareto-Prinzip, auch 80-20-Regel genannt, besagt, dass mit 20 % des Aufwands etwa 80 % des Ergebnisses erzielt werden können, während die restlichen 20 % des Ergebnisses 80 % der

Gesundheits-Beispiel	Bezug zur *Self Determination Theory*[1]	Wenn Sie mehr darüber wissen wollen
Die Gewohnheit zu rauchen lässt sich z. B. in folgenden vier Schritten darstellen: Auslöser: Pause → Kollegen stehen beisammen Verlangen: Teil der Gruppe zu sein Reaktion: Zigarette Belohnung: Dopamin-Spike → gutes Gefühl	A, K, SE Viele unserer Gewohnheiten werden auch durch unsere Umgebung beeinflusst. Wenn viele Ihrer Freunde rauchen, fällt es Ihnen schwerer, diese Gewohnheit aufzugeben.	James Clear beschreibt in seinem Buch „Die 1% Methode“ (2020), dass Gewohnheiten nützlich oder schädlich sein können. In beiden Fällen kann eine Verstärkung (siehe auch Habit-Stacking) oder Unterbrechung des Prozesses genutzt werden. Bei den nützlichen Habits gilt es, Auslöser sichtbarer, das Verlangen stärker, die Reaktion mächtiger und die Belohnung befriedigender zu machen.
Ich habe die Gewohnheit, jeden Morgen einen Espresso zu trinken, damit verknüpft, zuvor eine Reihe von Fitnessübungen zu machen.	A, K	„Habit Stacking“ von S.J. Scott (2014); „Die 1 % Methode“ von James Clear (2020).
In einer randomisierten und kontrollierten Studie haben 273 Mitarbeiter einer kirchlichen Behörde ihre Resilienz durch das Führen eines Tagebuches verbessern können. Das Aufschreiben positiv besetzter Erlebnisse scheint dabei eine größere Effektstärke zu haben.	A, K	Unter Umständen reicht einfach Ihr Handy oder ein Schulheft, um sich Ihre positiven Tageserlebnisse zu notieren. Wenn Sie mehr wollen: Der EGP Verlag hat in seinem Programm sehr ansprechend gestaltete Tagebuch-Varianten, verbunden mit Kalenderfunktion und Selbstreflexionsangeboten.
Eine große Studie aus Japan zeigte 2022, dass bis ins hohe Alter enorme Effekte durch einen gesunden Lebensstil	A, K, SE	Es kann hilfreich sein, den Zukunftsszenarien-Baukasten einmal für sich selbst durchzuspielen, um die persönlichen 20 % Ihrer Gesundheitsthemen

Tool / Werkzeug	Wie funktioniert es?
	Arbeit erfordern. Mit anderen Worten: Sie können durch Fokus auf Ihre Gesundheitsthemen 80 % Effekt in Bezug auf Ihre gesunde Lebensspanne erzielen.
Reframing (Einer Situation, einem Verhalten oder einem Ereignis einen anderen Bedeutungsrahmen geben.)	Große Aufgaben in einem anderen Licht sehen: Ich empfehle meinen Doktorand:innen, beim Schreiben ihrer Doktorarbeit den Computer einmal pro Tag (jeden Tag!) anzuschalten und mind. einen Satz zu schreiben. Der Rest kommt von allein.
Selftalk (Die Art und Weise, wie Menschen innerlich mit sich selbst sprechen, beeinflusst Motivation, Emotionen sowie Verhalten und kann unterstützend oder hinderlich wirken.)	Positive Selbstinstruktionen („Ich bin stark, ich schaffe das“ o.Ä.), kurze Mantras oder wiederkehrende Sätze können helfen, in schwierigen Momenten weiterzumachen.
Time boxing (Auch bekannt als Pomodoro-Technik; „Pomodoro“ deshalb, weil eine italienische Küchenuhr genutzt werden kann, um eine	Eine Aufgabe füllt den Zeitrahmen, den Sie ihr zur Verfügung stellen (auch als Parkinson-Gesetz bekannt – hat keinen Bezug zur gleichnamigen neurologischen Krankheit). Das heißt im Umkehrschluss: Wenn Sie

Gesundheits-Beispiel	Bezug zur *Self Determination Theory*[1]	Wenn Sie hierzu mehr wissen wollen
erzielt werden können. Wichtig hierbei ist, Ihre 20 % Gesundheitsthemen zu identifizieren.		zu identifizieren. Tim Ferriss zeigt in seinem Buch „Die 4-Stunden-Woche“ (2015), dass sich das Pareto-Prinzip auf alle Lebensbereiche übertragen lässt. Im Gesundheitskontext könnten das beispielsweise Raucherentwöhnung, Ernährung oder Bewegung sein.
Studien zeigen, dass der Blick auf einen möglichen „Zugewinn“ mehr Effekt hat als die Warnung vor einem möglichen Verlust. Auch ist es sinnvoll, eine große Aufgabe so klein zu schneiden, dass dies die Perspektive komplett verändert. Mit der 2-Minuten-Regel beschreibt James Clear, dass für das Ziel, einen Marathon zu laufen, das umgedeutete 2-Minuten-Ziel das Anziehen der Turnschuhe ist.	A, K	Das Buch, das Sie in Händen halten, deutet Gesundheitsverhalten nicht im Sinne von Krankheitsvermeidung, sondern als Zugewinn von gesunder Lebenszeit und damit Handlungs-Optionen.
In seinem 2022 neu aufgelegten Buch „Mentaltraining für Läufer: Weil Laufen auch Kopfsache ist“ beschreibt Michele Ufer „Selftalk“ als eine Technik, um bei langen Läufen besser durchzuhalten.	A, K	Wenn Sie ein paar Ideen für Ihr nächstes Selbstgespräch suchen, schauen Sie vielleicht einmal bei https://www.onepeloton.com/de oder einer Mentraltraining-App wie z. B. https://www.champions-mind.app vorbei.
Kann z. B. helfen, wenn Sie für den kommenden Tag ein gesundes Mittagessen oder Ihre Sporttasche vorpacken wollen; braucht weniger Zeit	A, K	„Die Timeboxing-Methode“ (2024) von Marc Zao-Sanders beschreibt das einfache Konzept im Detail. Alles, was Sie brauchen, ist ein Handy mit Wecker-Funktion und

Tool / Werkzeug	Wie funktioniert es?
Time-Box anzuzeigen.)	einer Aufgabe eine bestimmte Zeitdauer vorgeplant zur Verfügung stellen, kann das helfen, die Aufgabe auch abzuschließen.
Willenskraft	Roy F. Baumeister und John Tierney beschreiben in ihrem Buch „Willpower" (2011), dass unsere Willenskraft einem Muskel ähnlich ist. Sie kann ermüden und Training mit einem bereits ermüdeten Muskel macht keinen Sinn. Wenn unsere Nahrungs-Energiequellen erschöpft sind, ist auch unsere Willenskraft schneller am Ende.

Gesundheits-Beispiel	Bezug zur *Self Determination Theory*[1]	Wenn Sie hierzu mehr wissen wollen
als erwartet und ist daher hilfreich.		los geht's: Sie sehen sich einer unangenehmen Aufgabe gegenüber, schätzen die Zeit, die Sie brauchen, halbieren diese Schätzung und stellen den Wecker. Mal sehen, wie weit Sie konzentriert in dieser Zeitspanne kommen.
Mini-Übungen der Selbstkontrolle, die leicht unbequem sind – etwa aufrecht sitzen oder langsam und achtsam essen – funktionieren wie Hanteltraining für den Willenskraft-Muskel.	A, K	„Peak Self-Control" (2021) von Said Hasyim vermittelt motivierende, wissenschaftlich fundierte Techniken zur Steigerung Ihrer Willensstärke.

Untersuchungen, die Sie selbst durchführen oder initiieren können, um unterschiedliche Gesundheitsrisiken abzuschätzen

Welches Krankheitsrisiko soll erkannt werden?	Test-Art	Wo kann der Test durchgeführt werden?
Herz-Kreislauf- & Gefäßrisiken (Erektile Dysfunktion)	Online-Selbsttest[2]	Zuhause
Herz-Kreislauf- & Gefäßrisiken	PROCAM-Test[3]	Zuhause
Herz-Kreislauf- & Gefäßrisiken (blutbasierte Risikomarker, z. B. Blutfette)	Z. B. LDL, HDL, TG, Lp(a), Apolipoprotein B, Homocystein	Hausarztpraxis, große Laborketten, Heimtest
Herz-Kreislauf- & Gefäßrisiken (bestimmte nicht-invasive Messungen)	Z. B. Blutdruck	Hausarztpraxis, z. T. auch Apotheken
Herz-Kreislauf- & Gefäßrisiken (einfache Fitness-Screening-Tests)	Z. B. 3-Min.-Step-Test[4], SARC-F-Fragebogen[5]	Zuhause
Krebs (Brustkrebs)	Selbsttest durch Tastuntersuchung	Zuhause
Krebs (Hautkrebsrisiko/ Muttermale)	Selbsttest gemäß der ABCDE-Regel[6]	Zuhause (mit Partner/in)
Krebs (Hodenkrebs)	Tastuntersuchung	Zuhause
Krebs (unspezifischer Bluttest)	PanTumDetect®[7] Selbstzahler-Test	Spezialisierte Arzt-Praxen
Metabolisches Risiko (Gewichtsanalyse)	Selbsttest (BMI[8] und Bauchumfang)	Zuhause
Metabolisches Risiko (Zuckerkrankheit[9])	Online-Selbsttest	Zuhause
Metabolisches Risiko (blutbasierter Risikomarker)	Bluttest: HbA1c	Hausarztpraxis, große Laborketten, Heimtest
Psychosoziale Gesundheit (Alkoholismus-Risiko[10])	Online-Selbsttest	Zuhause

Welche Konsequenz ergeben sich aus einem positiven[1]/auffälligen Testergebnis?	Testungshäufigkeit	Kosten
Mit Ihrem Hausarzt besprechen	Wenn gewünscht	Keine
Sie benötigen einige Laborwerte, mit Hausarzt besprechen	Z. B. 1x/Jahr	Keine
Laborwerte und Handlungsempfehlungen mit Hausarzt besprechen	Z. B. 1x/Jahr	+ bis ++
Messungen und Handlungsempfehlungen mit Hausarzt besprechen	Z. B. 1x/Jahr	Keine
Z. B. genauere Belastungsuntersuchung bei Sportmediziner oder Hausarzt	Z. B. 1x/Jahr	Keine
Mit Frauenarzt besprechen	1x/Monat	Keine
Mit Hautarzt besprechen	Z. B. 1x/Jahr	Keine
Mit Urologen besprechen	1x/Monat	Keine
Persönliches Testergebnis und Empfehlung wird zugeschickt	Z. B. 1x/Jahr	++
BMI > 30 kg/m^2, Bauchumfang > 94 cm (Männer) und > 80 cm (Frauen): erhöhtes Risiko; mit Hausarzt besprechen	Wenn gewünscht	Keine
Mit Hausarzt besprechen	Wenn gewünscht	Keine
Laborwerte & Handlungsempfehlungen mit Hausarzt besprechen	Z. B. bei Übergewicht	+
Mit Hausarzt besprechen	Wenn gewünscht	Keine

Welches Krankheitsrisiko soll erkannt werden?	Test-Art	Wo können die Tests durchgeführt werden?
Psychosoziale Gesundheit (Depressions-Risiko[11])	Online-Selbsttest	Zuhause
Psychosoziale Gesundheit (Angsterkrankung[12])	Online-Selbsttest	Zuhause
Psychosoziale Gesundheit (Burnout-Risiko[13])	Online-Selbsttest	Zuhause
Psychosoziale Gesundheit (Demenz-Risiko[14])	Online-Selbsttest	Zuhause (mit Partner/in)
Schlafapnoe (Fragebogentest[15])	Online-Selbsttest	Zuhause (mit Partner/in)

BMI: Body-Mass-Index; HbA1c: Hämoglobin A1c; HDL: High density lipoprotein; LDL: Low density lipoprotein; Lp(a): Lipoprotein (a); TG: Triglyceride (Risikomarker, die aus dem Blut bestimmt werden können); die Kosten für diese Tests variieren und wurden daher nur orientierend mit „+" (z. B. 20–40 €) oder „++" (z. B. 200–400 €) angegeben.

1 „Positiv" im medizinischen Sinne heißt, dass ein Test ein Ergebnis liefert, das einen krankhaften Zustand anzeigt.

2 Z. B. unter https://www.erektionsstoerungen-behandlung.com/selbsttest.

3 Siehe https://www.assmann-stiftung.de/procam-tests.

4 Z. B. unter https://www.youtube.com/watch?v=kPbmoq5V6AA. Sie brauchen: stabile Stufe, z. B. eine Treppenstufe oder einen Stepper, idealerweise 30 cm hoch, Stoppuhr oder Timer; Ablauf: Treppensteigen im gleichmäßigen Tempo für drei Minuten (30 Stufen pro Minute / ca. alle zwei Sekunden ein Schritt); danach sofort hinsetzen und Puls messen (durch Handauflegen auf die Halsschlagader oder mit Pulsmessgerät); nach genau 1 Minute Pause erneut Puls messen. Der Unterschied zwischen beiden Pulsmessungen gibt Hinweise auf die Erholung des Herzens nach Belastung. Auswertung: schnelle Pulsnormalisierung = gute Ausdauerleistung; langsame Erholung (hoher Puls auch nach einer Minute) = Verbesserungspotenzial in der kardiovaskulären Fitness.

Welche Konsequenz ergeben sich aus einem positiven[1]/auffälligen Testergebnis?	Testungshäufigkeit	Kosten
Mit Hausarzt besprechen	Wenn gewünscht	Keine
Mit Hausarzt besprechen	Wenn gewünscht	Keine
Mit Hausarzt besprechen	Wenn gewünscht	Keine
Mit Hausarzt besprechen	Wenn gewünscht	Keine
Mit Hausarzt besprechen	Wenn gewünscht	Keine

5 Z. B. unter https://clinicalnutrition.science/de/nrs/screenings/sarc-f.html.

6 ABCDE-Regel: A: (Asymmetrie): Ist das Muttermal asymmetrisch? B: (Begrenzung): Hat es unscharfe oder unregelmäßige Ränder? C: (Color/Farbe): Gibt es unterschiedliche Farbtöne (braun, schwarz, rötlich)? D: (Durchmesser): Ist es größer als 5 mm? E: (Entwicklung): Hat sich das Muttermal verändert?

7 Siehe https://www.pantumdetect.com/pantum-detect-germany-de.

8 BMI = Body-Mass-Index = Körpergewicht in kg durch (Körperlänge x Körperlänge) [Einheit: kg/m^2].

9 Z. B. unter https://www.diabetesstiftung.de/findrisk.

10 Z. B. unter https://alkoholhilfe.at/wp-content/uploads/2018/06/INFO-Test-AUDIT.pdf https://www.barmer.de/gesundheit-verstehen/psyche/sucht/selbsttest-alkohol-1058604; https://www.kenn-dein-limit.de/alkohol-tests/alkohol-selbsttest.

11 Z. B. unter https://www.deutsche-depressionshilfe.de/depression-infos-und-hilfe/selbsttest-offline.

12 Z. B. unter https://www.therapie.de/psyche/info/test/angst/generalisierte-angststoerung.

13 Z. B. unter https://www.clienia.ch/de/selbsttests/selbsttest-burnout.

14 Z. B. unter https://www.pflege.de/krankheiten/demenz/test/demtect.

15 Z. B. unter http://www.stopbang.ca/translation/translation.php.

LITERATUR (AUSWAHL)

Vorwort

Harry G. Frankfurt (1986). On Bullshit. In: The Importance of What We Care About: Philosophical Essays, Cambridge University Press. Der Text ist auch online verfügbar: https://archive.org/details/on-bullshit-by-harry-frankfurt (Zugriff 13.05.2025).

Longevity

Dónal O'Mathúna, Walter L. Larimore (2022). Dietary Supplements – The Wild West of Good, Bad, and a Whole Lotta Ugly. Med Clin North Am. 2022 Sep; 106(5):881–898.

Alter als Krankheit

Joachim Fuchsberger (2010). Altwerden ist nichts für Feiglinge. Penguin Random House.

Viktor E. Frankl (2017). Dem Leben Antwort geben. Beltz-Verlag.

Biologisches Alter

Carlos López-Otín et al. (2023). Hallmarks of aging: An expanding universe. Cell, 186(2), 243–278.

Strategieschraube 1:

Alex Edmans (2024). May contain lies: How stories, statistics and studies exploit our biases – and what we can do about it. Penguin Random House.

Bryan Johnson (2025). „Don't die – Der Mann der unsterblich sein will" https://www.netflix.com/de/title/81757532 (Zugriff 12.04.2025).

Strategie-Schraube 2

Daniel Lieberman (2021). Exercised: Why Something We Never Evolved to Do Is Healthy and Rewarding. Pantheon Verlag.

Michael Easter (2021). The Comfort Crisis. Embrace Discomfort to Reclaim Your Wild, Happy, Healthy Self. Rodale Books.

Strategieschaube 3

Jessie Inchauspé (2022). Der Glukose-Trick: Schluss mit Heißhunger, schlechter Haut und Stimmungstiefs – Wie man der Achterbahn des Blutzuckerspiegels entkommt. Heyne Verlag.

Erin Fothergill et al. (2016). Persistent metabolic adaptation 6 years after "The Biggest Loser" competition. Obesity (Silver Spring, Md.), 24(8), 1612–1619. https://en.wikipedia.org/wiki/The_Biggest_Loser_(American_TV_series).

Strategieschaube 4

Matthew Walker (2017). Why We Sleep: Unlocking the Power of Sleep and Dreams. Scribner.

Emma Slade (2017). Set Free: A Life-Changing Journey from Banking to Buddhism in Bhutan. Summersdale Publishers Ltd.

Emma Slades Stiftung: https://www.openingyourhearttobhutan.com (Zugriff 14.08.2025).

Strategieschaube 5

Jack Lam et al. (2023). Diversity of strong and weak ties and loneliness in older adults. J Aging Stud. 2023 Mar; 64:101097.

Martin Seligman (2012). Flourish. Wie Menschen aufblühen. Kösel Verlag.

Martin Schwemmle, Klaudia Thal (2024). Sinnovate Your Life. Campus Verlag.

https://herminiaibarra.com/working-identity-book (Zugriff 16.08.2025).

Strategieschraube 6

Jonathan Haidt (2021). The Happiness Hypothesis. Penguin.

Falko Rheinberg, Regina Vollmeyer (2018). Motivation. W. Kohlhammer GmbH.
David Goggins (2023). Cant't hurt me. Riva Verlag.
Dan Ariely (2015). Denken hilft zwar, nützt aber nichts. Droemer Verlag.
Jeff Haden (2018). The Motivation Myth. Portfolio Penguin.
Daniel Kahneman (2011). Thinking, Fast and Slow. MacMillan.
Michael Easter (2023). Scarcity Brain. Rodale Books.

Kein Plan ohne Ziel

James Clear (2020). Die 1%-Methode – Minimale Veränderung, maximale Wirkung: Mit kleinen Gewohnheiten jedes Ziel erreichen. Goldmann.

Epilog

Leopoldina (2025). Diskussionspapier „Konzepte für eine neue Medizin in einer alternden Gesellschaft". www.leopoldina.org/publikationen/detailansicht/publication/konzepte-fuer-eine-neue-medizin-in-einer-alternden-gesellschaft-perspektiven-fuer-forschung-und-medizinische-versorgung-2025 (Zugriff 30.10.2025).

Den Test zur Bestimmung Ihres biologischen Alters sowie eine vollständige Liste der Quellen und weiterführende Literatur finden Sie auf meiner Webseite www.scalable-longevity.de. Der Internetauftritt ist Bestandteil eines kommerziellen Angebots der The Knowledge House GmbH, das darauf ausgerichtet ist, evidenz-basierte Lifestyle-Ansätze aus Prävention und Longevity strukturiert aufzubereiten und einem breiten Publikum zugänglich zu machen.

Haftungsausschluss

Dieses Buch enthält die Meinungen und Ansichten des Autors. Das Buch soll Ihnen hilfreiche und informative Ideen und Materialien an die Hand geben. Weder der Autor noch der Verlag erbringen medizinische oder sonstige professionelle Dienstleistungen im Rahmen dieses Buches. Leserinnen und Leser sollten vor der individuellen Umsetzung der in diesem Buch enthaltenen abstrakten Vorschläge oder bevor sie daraus Handlungen oder Entscheidungen ableiten, ihren Arzt, eine medizinische Fachkraft oder einen anderen kompetenten Fachberater konsultieren.
Die dargestellten Inhalte stellen insofern keine individuelle medizinische Beratung, Untersuchung, Diagnose oder Therapieempfehlung dar und können diese auch nicht ersetzen. Medizinische Sachverhalte sind komplex und hängen stets von der individuellen Situation ab.
Sollten Sie gesundheitliche Beschwerden haben oder vermuten, suchen Sie bitte immer eine Ärztin, einen Arzt oder eine andere qualifizierte medizinische Fachkraft auf.
Trotz sorgfältiger Recherche und Darstellung kann keine Gewähr für die Vollständigkeit, Richtigkeit und Aktualität der Angaben übernommen werden.
Im Verlauf des Buches erwähnt der Autor mehrere Unternehmen und Organisationen, an denen er selbst finanzielle Interessen hat; solche Interessen werden jeweils bei der ersten Erwähnung offengelegt.
Autor und Verlag übernehmen ausdrücklich keine Verantwortung, vor allem im Sinne jeglicher Haftung, für Verluste oder Risiken – gleich welcher Art –, die direkt oder indirekt als Folge der Nutzung oder Anwendung der Inhalte dieses Buches entstehen könnten.

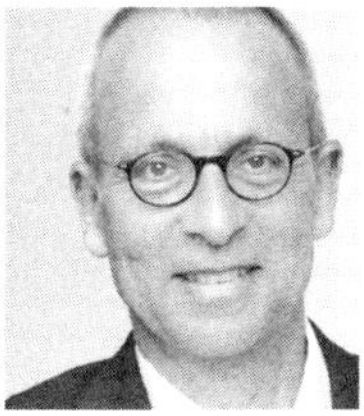

Prof. Dr. med. Hubert Trübel
gehört zu den wenigen Ärzten, die Laborlogik und Lebenspraxis verbinden. Als Mediziner und langjähriger Pharmaforscher – mit Station u. a. an der *Yale University* – analysiert er konsequent Wirkung und Nebenwirkung, stets mit Blick auf die richtige Dosis. Was er empfiehlt, hat er selbst erprobt: Bewegung brachte seinen hochbetagten Eltern Lebensfreude und Erinnerungen zurück, er verkaufte sein Auto und pendelt mit dem Rad, 2024 absolvierte er den *Transalpine Run*. Trübel hat sich ganz der Verlängerung der »Healthspan« – also gesunder Lebensjahre – verschrieben und bietet auch digitale Longevity-Lösungen an.

Danksagung
Dieses Buch wäre ohne die Unterstützung vieler Menschen nicht entstanden.
Allen voran danke ich meiner Frau, deren Geduld, Zuspruch und kritischer Blick mich durch alle Phasen dieses Projekts getragen haben.
Für wertvolle Anmerkungen und kritisches Feedback danke ich allen Probeleserinnen und Probelesern, insbesondere Silke.
Meiner Lektorin Inge Fasan und meinem Lektor Achim Gralke gilt mein Dank für ihre präzise und konstruktive Begleitung.
Ebenso danke ich den zahlreichen Interviewpartnerinnen und -partnern, die durch ihre Expertise und praktischen Einblicke wichtige Impulse geliefert haben.

Liebe Leserin, lieber Leser,

hat Ihnen unser Buch gefallen?
Dann freuen wir uns über Ihre Weiterempfehlung!
Und erzählen Sie davon. Ihren Freundinnen und Freunden, Ihrer Buchhändlerin oder Ihrem Buchhändler. Weil jede gute Geschichte davon lebt, weitergetragen zu werden.

/StyriaBuchverlage

Wollen Sie weitere Informationen zu unserem Programm?
Möchten Sie mit dem Autor in Kontakt treten?
Wir freuen uns auf Austausch und Anregung unter
post@styriabooks.at

Inspiration, Geschenkideen und gute Geschichten finden Sie auf
www.styriabooks.at

STYRIA
BUCHVERLAGE

ISBN 978-3-7088-0884-0

Bücher aus der Verlagsgruppe Styria gibt es in jeder Buchhandlung und im Online-Shop
www.styriabooks.at

Projektleitung: Inge Fasan
Lektorat: Inge Fasan, Else Rieger
Covergestaltung: ki 36 Editorial Design, Bettina Stickel
Herstellungsleitung: Franz Schaffer
Innenlayout und Satz: Peter Manfredini

Druck und Bindung: Florjancic Tisk d.o.o., Maribor
Printed in the EU
7 6 5 4 3 2 1